AF596786

ÉTUDE

SUR

QUELQUES FORMES DE PARALYSIES

DANS LA

PHTHISIE PULMONAIRE CHRONIQUE

Td 97
371

ETUDE

SUR

QUELQUES FORMES DE PARALYSIES

DANS LA

PHTHISIE PULMONAIRE CHRONIQUE

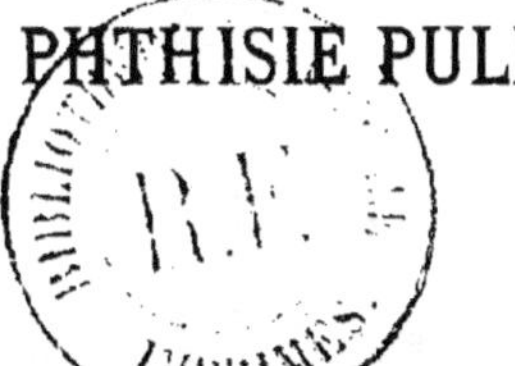
R.F.
IMPRIMÉS

PAR

G. BÉRINGIER

Docteur en médecine de la Faculté de Paris,
Ancien interne en médecine et en chirurgie des hôpitaux de Paris,
Médaille de bronze de l'Assistance publique (internat 1879),
Membre de la Société anatomique,

PARIS
V. ADRIEN DELAHAYE ET Cᵉ, LIBRAIRES-ÉDITEURS
PLACE DE L'ÉCOLE-DE-MÉDECINE

1880

ÉTUDE

SUR

QUELQUES FORMES DE PARALYSIES

DANS LA

PHTHISIE PULMONAIRE CHRONIQUE

Pendant mon internat j'ai eu occasion de rencontrer, dans le service de mes maîtres MM. Empis et Blachez des paralysies plus ou moins complètes et étendues survenues à la fin de la tuberculose pulmonaire chronique. Les unes sont certainement dues à des lésions périphériques; bien qu'elles soient encore mal connues elles ont fait l'objet de plusieurs mémoires. Les autres tiennent à des altérations des méninges ou du cerveau. Ces dernières m'ont paru peu décrites par les auteurs, la plupart d'entre eux rapprochant leur histoire de celle de la méningite tuberculeuse ou des tubercules du cerveau.

Cependant leur début, leurs caractères et leur marche les éloignent de ces affections. J'ai cru utile de réunir un certain nombre d'observations, et de présenter quelques remarques sur ces accidents qui, sans être très fréquents, méritent néanmoins une description spéciale.

HISTORIQUE.

En consultant les ouvrages classiques, on ne trouve que fort peu de renseignements sur les complications cérébrales de la phthisie pulmonaire en dehors de la méningite tuberculeuse ou des tubercules du cerveau ; la plupart du temps les accidents survenus à la fin de la maladie sont imputés à l'inflammation ultime des méninges, et décrits comme variétés de cette affection.

Les premières observations que l'on rencontre sont publiées par Andral (1). Dans plusieurs cas, il voit la phthisie se compliquer d'accidents paralytiques revêtant la forme hémiplégique. Il signale leur début brusque qui les rapproche de l'hémorrhagie cérébrale. Néanmoins plusieurs de ces faits ne m'ont pas paru très nets : chez quelques malades il y eut des vomissements et du délire ; aussi ai-je évité de les rapporter ici.

Etudiant en général les affections tuberculeuses du cerveau et de ses membranes chez les enfants, Becquerel décrit avec soin les lésions de la substance cérébrale ; il insiste sur le ramollissement et l'hémorrha-

(1) Clinique médicale, t. V, p. 108 et 203.

(2) Becquerel. Th. Doctorat, 1840. Recherches sur les affections tuberculeuses du cerveau et de ses membranes, chez les enfants.

gie du cerveau dans le tuberculose; mais il donne peu de renseignements sur les symptômes qui se lient à ces lésions. C'est cependant le premier travail où ces dernières soient indiquées avec précision.

En 1846 Valleix (1) publie dans les Archives de médecine l'observation d'un malade qui présenta dans la dernière période d'une phthisie chronique des phénomènes paralytiques. Il succomba au bout de peu de temps; l'autopsie montra un ramollissement cérébral avec hémorrhagie que l'auteur regarde comme secondaire. Il ajoute que c'est le seul cas qu'il connaisse d'apoplexie capillaire coexistant avec une tuberculisation de la pie mère.

Dans le traité des maladies des enfants de Rillet et Barthez, aucun chapitre spécial n'est consacré à ces accidents. A propos de l'hémorrhagie cérébrale, ils disent : « que chez les enfants, elle résulte de cachexie et d'affaiblissement général, liés d'ordinaire à la tuberculisation. Du reste cette cause se joint d'habitude aux autres, mais elle suffit par elle-même à produire la maladie (2). » Le chapitre où ils traitent de la tuberculisation latente du cerveau et des méninges ne renferme aucun fait qui puisse se rapporter à ce que j'ai observés.

En 1868 paraît la thèse de M. Hayem (3). Etudiant les lésions de la substance cérébrale dans la méningite tuberculeuse, il attribue le ramollissement superficiel des circonvolutions à des lésions inflammatoires et en

(1) Valleix. Arch. méd., 1846, t. II.

(2) Rillet et Barthez. Traité des maladies des enfants, t. II et III.

(3) Des diverses formes d'encéphalite.

conclut qu'il existe une véritable encéphalite diffuse. Il cite également un cas d'hémiplégie chez un phthisique. Les lésions qu'il trouve à l'autopsie sont dues à une encéphalite compliquant une poussée probable des tubercules développés dans les méninges et la couche corticale. Il compare cette inflammation à ces pneumonies plus ou moins franches qui entourent les tubercules pulmonaires et deviennent plus tard la cause principale des cavernes.

Ses idées, adoptées par certains auteurs, sont, comme on le verra, combattues par d'autres qui croient plutôt que ces lésions doivent dépendre de l'altération des parois vasculaires et de l'oblitération, des vaisseaux, en d'autres termes, qu'il y a ramollissement primitif de la substance cérébrale.

En 1869 M. Perroud (de Lyon) publie une suite d'observations de paralysies survenues chez les phthisiques. Il pense que ces dernières reconnaissent assez souvent pour cause une embolie, et recherche le point de départ du caillot migrateur : il émet trois hypothèses : ce caillot peut : 1° provenir du cœur et s'être formé sur les parois de l'endocarde, 2° provenir des cavernes pulmonaires qui sont des foyers ulcéreux propres à la production d'embolies, 3° avoir pour origine les veines pulmonaires. « Une considération à faire valoir, dit-il, à l'appui de cette dernière hypothèse, c'est la grande tendance à l'inopexie qu'on remarque dans la phthisie pulmonaire. » Malheureusement cette cause d'embolie,

(1) Perroud. Lyon médical, 1869

que l'on retrouve signalée dans la thèse d'Olivier (1), n'est encore établie sur aucun fait positif, et d'autre part les altérations du sang dans la tuberculose pulmonaire chronique sont peu connues.

La thèse de Rendu renferme sur la paralysie et la méningite tuberculeuse de précieux renseignements. Après avoir étudié leur mode d'apparition, leurs caractères et leur marche, il les rapporte à un ramollissement des noyaux gris, qu'il croit une lésion de nécrobiose plutôt qu'une véritable encéphalite. « Pour moi, dit-il, il reste bien établi que les lésions de la paralysie dans la méningite consistent en des foyers de ramollissement siègeant de préférence soit dans les corps opto-striés. soit dans les couches optiques ou le pédoncule cérébral. » (2)

En 1876 Landouzy (3), se plaçant à un autre point de vue, et se basant sur un grand nombre d'observations, démontre que ces paralysies sont souvent dues à l'inflammation localisée des méninges et de l'écorce cérébrale; il établit que leurs caractères cliniques aussi bien que les lésions anatomiques prouvent qu'elles sont d'origine corticale.

Dans l'article qu'il consacre aux tubercules des méninges (Dict. encyclopédique, pages 575 et 576), M. Ar-

(1) Olivier. Th., 1870. De la thrombose et de l'embolie cérébrales dans la phthisie pulmonaire.

(2) Rendu. Th. doct., 1873. Recherches cliniques et anatomiques sur les paralysies liées à la méningite tuberculeuse.

(3) Landouzy. Th. doct., 1873. Convulsions et paralysies liées aux méningo-encéphalites fronto-pariétales.

chambault s'exprime ainsi ; « Les symptômes tiennent à la fois de ceux qui déterminent les tumeurs cérébrales ou péri-encéphaliques et de ceux qui appartiennent à la méningite tuberculeuse. » Je cite ce passage parce que la cause des accidents que j'étudierai est quelquefois une masse de granulations tuberculeuses ayant pénétré des méninges dans la substance des circonvolutions. Il ne croit pas possible, dans certains cas, d'établir une différence entre les symptômes de ces derniers et ceux de la méningite.

A part le travail de M. Perroud, on ne trouve donc de renseignements précis que dans les auteurs qui se sont occupés de tuberculisation des méninges.

En 1874 Hahn (1), comprenant dans sa thèse tous les troubles nerveux que peuvent présenter les phthisiques, étudie non seulement les accidents qui tiennent à une complication cérébrale, mais encore les modifications de la sensibilité et de la motilité d'origine périphérique. La même année paraissaient en Allemagne les cliniques de Lebert (2) sur les maladies de poitrine. Pour lui, l'hémorrhagie et le ramollissement cérébraux sont rares dans la tuberculose; il attribue la plupart des symptômes paralytiques qu'on rencontre dans la phthisie à l'anémie cérébrale qui serait beaucoup plus fréquente que la congestion. « L'anémie cérébrale peut donner, dit-il, des symptômes analogues à ceux de l'hé-

(1) Hahn. Th. doct., 1874. Des complications qui peuvent se présenter du côté du système nerveux dans la phthisie pulmonaire chronique.

(2) Klinik der Brustkrankheiten. Tubinge, 1874, t. II.

morrhagie ou de l'inflammation cérébrale, et se traduire par des convulsions, des accès épileptiformes, des crampes et même quelquefois une parésie consécutive des membres, une hémiplégie, sans qu'à l'autopsie on trouve aucune lésion appréciable du cerveau. »

Dans l'article qu'il consacre à l'étude de la phthisie, M. Hanot étudie peu les complications cérébrales : « Certains phthisiques, dit-il, présentent, dans les derniers jours de la vie, du délire, des hallucinations, une perte de connaissance avec ou sans paralysie, avec ou sans convulsions, symptômes qui ont été rattachés soit à l'anémie, soit à la congestion cérébrale. Plus exceptionnellement, on aura devant les yeux le tableau symptomatique de l'hémorrhagie ou du ramollissement cérébral, de la tumeur encéphalique, de la méningite chronique. » (1) Au point de vue anatomique, il admet que ces symptômes peuvent tenir soit à des thromboses, soit à des embolies.

Enfin, M. le professeur Peter, rappelant les différents troubles sensitifs et moteurs qu'on peut rencontrer chez les malades, insiste surtout sur les paralysies de cause centrale ; se basant sur les travaux de M. Charcot et Landouzy, il établit qu'elles sont presque toujours dues à des lésions corticales, et qu'au point de vue du pronostic il faut retenir : « qu'elles précèdent de peu de jours la mort du malade, qu'elles contribuent à accélérer (2).

(1) Art. Phthisie du Dict. de medecine et de chirurgie pratiques.

(2) Leçons de clinique médicale, t. II.

Les observations que j'ai réunies sont en partie publiées dans les bulletins de la Société anatomique, ou dans des thèses récentes que je signalerai chemin faisant; d'autres sont dues à l'obligeance de mes collègues des hôpitaux. J'y ai joint celles qui m'étaient personnelles. J'ai cherché ainsi à établir mes conclusions sur le plus grand nombre de faits possible.

SYMPTOMES

Le *début* des accidents est essentiellement variable. La paralysie peut se montrer brusquement; d'autres fois, et c'est là le cas le plus fréquent, elle se fait lentement, sa marche est insidieuse. Lorsqu'elle survient brusquement, elle peut ou non s'accompagner d'une attaque apoplectique. Il est donc nécessaire d'admettre trois modes d'envahissement : la forme apoplectique, la forme rapide, et une forme lente et progressive. C'est d'ailleurs une division que nous empruntons au travail de M. Rendu.

1° *Forme apoplectique.* L'attaque peut être précédée de quelques prodromes. Parmi ces derniers, le plus fréquent est une céphalalgie, tantôt étendue à tout le crâne, tantôt limitée à un point fixe. Elle peut se montrer plusieurs jours avant les accidents et revêtir un caractère de très grande acuité. D'autres fois, mais plus rarement, immédiatement avant l'attaque, on observe chez le malade de la tristesse, de l'abattement ou au contraire un état de surexcitation, d'agitation inaccoutumée. Ces phénomènes n'ont par eux-mêmes aucune valeur, ils n'en acquièrent que lorsqu'une première attaque ayant eu lieu, ils reparaissent tels qu'ils étaient alors ; ils annoncent dans ce cas une nouvelle perte de connaissance. L'ictus apoplectique peut ressembler de tous points à celui qu'on observe dans l'hémorrhagie intra-encéphalique, mais c'est le cas le moins fréquent ; on ne le rencontre guère que lorsque, par suite d'une thrombose ou d'une embolie, les noyaux gris centraux sont intéressés. Presque constamment le malade ne tombe pas absolument privé de connaissance : c'est un caractère qu'on retrouve dans la plupart des cas où l'écorce cérébrale est seule atteinte (1). « La perte de connaissance qui peut survenir ou manquer ne saurait être d'un grand secours au point de vue du diagnostic ; pourtant celle-ci semble être moins complète (dans le cas de lésions corticales) que dans les lésions intra-hémisphériques. (2)

La durée de la période apoplectique est très variable : elle dure quelques minutes ou se prolonge pendant plus longtemps. Dans l'observation I, elle dure une partie de la journée : c'est là une exception ; il est à remarquer également qu'ici, bien qu'on n'ait trouvé à l'autopsie que des lésions superficielles du cerveau, la perte de connaissance fut complète. Assez souvent on

(1) Rendu. Loc. cit.
(2) Landouzy. Loc. cit.

rencontre au contraire des symptômes de début bien moins accusés et ne consistant qu'en un vertige, avec obnubilation toute momentanée des facultés intellectuelles. L'attaque peut être suivie immédiatement de la mort; le plus souvent elle fait place à une paralysie revêtant la forme hémiplégique ou monoplégique. Mais cette dernière peut également se montrer plus tard, soit sans nouveaux accidents du côté de l'intelligence, soit après une seconde perte de connaissance. Cependant même dans ces cas, il est rare que la première crise ne laisse aucune faiblesse dans un ou plusieurs membres. Très souvent la paralysie, incomplète alors, s'accuse davantage lentement ou brusquement.

Jusqu'ici nous avons considéré, comme phénomène de début, l'ictus apoplectique; celui-ci peut encore se montrer chez un malade déjà atteint de paralysie, et hâter la mort.

Il peut arriver également que dans cette forme brusque, le coma ne soit pas le premier symptôme : il peut être précédé de phénomènes d'excitation. On peut observer de véritables crises convulsives revêtant des caractères différents : convulsions toniques ou cloniques se rencontrent également. Une véritable attaque d'épilepsie ouvre parfois la scène et précède le coma. Les convulsions peuvent être générales ou partielles, c'est-à-dire n'envahir que les membres qui seront ultérieurement paralysés. Dans une observation rapportée par M. le professeur Peter (1), on voit le malade pris d'abord

(1) Leçons de clinique médicale, t. II, p. 385.

d'un tremblement général avec convulsions tétaniques, contracture des muscles des membres et de ceux de la face. Cette attaque convulsive dura une demi-heure ; à la suite il y eut de temps en temps un tremblement dans les membres inférieurs ainsi que dans le membre supérieur droit. Le soir seulement le coma apparut.

L'observation suivante est un exemple de paralysie hémiplégique précédée d'attaque.

Observation I (personnelle). — Méningo-encéphalite tuberculeuse localisée. — Foyers multiples de ramollissement cérébral. — Attaque apoplectique. — Hémiplégie gauche incomplète.

Le nommé Frédéric B..., âgé de 35 ans, entre le 15 février 1879 à l'hôpital Necker (salle Saint-Louis, 5, service de M. le Dr Blachez).

Il présente tous les signes d'une tuberculose pulmonaire avancée. Matité sous la clavicule droite, moins prononcée sous la clavicule gauche ; absence de son dans les fosses sus et sous-épineuse du côté droit. En avant et à gauche, respiration rude, expiration prolongée, quelques frottements pleuraux; mêmes signes en arrière et à gauche. A droite, dans la fosse sus-épineuse et la partie supérieure de la fosse sous-épineuse, craquements humides très nombreux et très gros ; sous la clavicule droite gargouillement. Le malade est très amaigri ; sueurs abondantes. Crachats verdâtres, opaques, abondants. La voix est presque complètement éteinte depuis six mois environ. Accès fébriles vespéraux. Un peu d'œdème des membres inférieurs. Diarrhée.

Le 10 mars il est pris, tandis qu'il était à dîner près de son lit, d'un vertige. Il ne perd pas connaissance, mais il est obligé de se tenir pour ne pas tomber de sa chaise. Il veut remonter dans son lit et s'aperçoit que le bras et la jambe gauche sont faibles. « Je ne pouvais, dit-il, mettre le pied gauche par terre sans fléchir. » Il a grand'peine à prendre son verre dans la main gauche. Cette attaque dura environ dix minutes.

Pendant trois jours consécutifs les mêmes symptômes se présentèrent, bien qu'avec moins d'intensité que la première fois. D'ailleurs, depuis la première crise, tout le côté gauche du corps reste affaibli. Lorsque cet homme cherche à marcher, la jambe de ce côté traîne; lorsqu'on l'engage à serrer avec les deux mains, on constate une grande diminution de force dans la main gauche. Dans les membres gauches, la sensibilité au contact, à la douleur et à la température, est très affaiblie. La face est intacte.

Les jours suivants, il ne se produisit aucun changement dans l'état de B... Il se plaignait seulement d'une céphalalgie vive.

Le 18 mars, à 6 heures du matin, sans aucun prodrome, il perd connaissance. Son corps se couvre de sueurs; nous le trouvons ainsi à la visite.

Coma complet, résolution absolue des membres, aucune convulsion ni contracture. Les pupilles sont portées en haut et entièrement masquées par la paupière supérieure. La bouche ne paraît pas déviée. Les lèvres sont couvertes d'écume. Pouls fréquent et petit. Râle trachéal. T. A. 39°,2.

Le soir à 4 heures nous retrouvons le malade dans le même état; il n'a pas repris connaissance un seul instant dans la journée. Face pâle. Résolution des membres, surtout du côté gauche. Pas de déviation des traits. T. A. 39°. P. 108.

A 6 heures il sort du coma. Voici les renseignements que nous avons recueillis. La religieuse du service, s'attendant à voir cet homme mourir d'un moment à l'autre, ne lui avait pas donné sa ration de vin. Il ouvre les yeux, cherche à se mettre à son séant. Sa première question fut : « Qu'ai-je donc fait pendant la journée?» Il demande à boire, et s'apercevant qu'il n'a pas de vin à côté de lui : « Je me souviens, dit-il, qu'hier soir il me restait la moitié de ma ration; qu'est elle devenue? » Dès ce moment il revint complètement à lui.

Le lendemain matin on constate que la paralysie des membres gauches est plus accusée, quoique encore incomplète.

Du 19 au 23 mars, aucun nouveau phénomène ne se produit.

Le 23 il se plaint à la visite de douleurs dans tout le côté droit du corps. Même état des membres gauches (mouvements et sensibilité). Pas de nouvelle attaque. La main gauche peut exécuter quelques mouvements. Pas d'hémiplégie faciale. Affaiblissement progressif. Mort à midi sans nouvelle crise.

Autopsie.—Poumons. Adhérences pleurales au sommet du poumon droit; moins solides à gauche. Infiltration tuberculeuse de tout le poumon droit; au sommet cavernes peu volumineuses. Poumon gauche également infiltré de granulations tuberculeuses et de tubercules à différentes périodes d'évolution, cavernes au sommet. Ganglions bronchiques volumineux; quelques-uns sont caséeux.

Larynx. — Gonflement des replis aryténo-épiglottiques; granulations jaunâtres au voisinage des cordes vocales inférieures.

Ulcérations tuberculeuses de l'intestin, occupant pour la plupart le tiers inférieur de l'iléon et s'étendant jusqu'à la valvule de Bauhin.— Dégénérescence amyloïde du foie. Cœur sain.

Cerveau. — Hémisphère gauche. Légère congestion des méninges sans granulations tuberculeuses visibles. Epaississement des méninges au niveau de la partie supérieure de la circonvolution pariétale ascendante; quelques granulations tuberculeuses à ce niveau. — Hémisphère droit. Sur la face interne de l'hémisphère, dans la région du lobule paracentral, les méninges sont très épaisses, présentent de petites granulations tuberculeuses grosses comme des têtes d'épingle. En ce point, à travers les enveloppes, il semble que le cerveau soit le siège d'une ecchymose. En soulevant ces dernières, on voit qu'elles forment un foyer de ramollissement assez vaste, comprenant non seulement une partie du lobule paracentral, mais aussi l'extrémité supérieure des circonvolutions frontale et pariétale ascendantes. Ce foyer renferme une sorte de bouillie d'un rouge brun composée de sang et de matière cérébrale. Ses parois sont anfractueuses, colorées par le sang. Le ramollissement comprend non seulement la substance grise, mais aussi la substance blanche immédiatement sous-jacente. Indépendamment de ce foyer, on en trouve un second occupant la partie moyenne de la circonvolution frontale ascendante. Dans toute la zone motrice, les méninges sont épaisses; elles adhèrent à la substance cérébrale, et on a quelque peine à les en détacher. On y trouve quelques granulations tuberculeuses disséminées.

Plus bas, au niveau de la corne sphénoïdale, la pie-mère est très-épaissie, semée de granulations tuberculeuses dans une étendue de 2 centimètres. Au-dessous de ce point, on trouve un foyer hémorrhagique comprenant la substance grise et la partie la plus superficielle de la substance blanche. Il est rempli de sang coagulé : lorsqu'on a enlevé ce dernier, on trouve la substance cérébrale qui forme les parois ramollie et colorée en jaune. Autour du foyer, on voit un piqueté rouge très prononcé. Enfin tout le long des vaisseaux, au voisinage de la scissure de Sylvius, on rencontre de nombreuses granulations tuberculeuses. Les couches optiques et les corps striés sont sains.

Ainsi dans ce cas nous trouvons deux attaques successives, mais l'une, la première, est peu accusée, ne laisse à sa suite qu'un affaiblissement des membres, que vient augmenter la seconde crise.

Je termine en faisant remarquer que dans les observations où les lésions sont centrales, le début apoplectique paraît presque constant.

Lorsque la paralysie n'est pas précédée d'une attaque apoplectique, elle peut présenter deux modes de début.

Forme rapide. Elle ouvre ici la scène : sans qu'il y ait eu aucun prodrome, le malade peut perdre brusquement l'usage, soit d'un seul membre, soit des deux membres du même côté. Assez souvent cette paralysie se fait pendant la nuit, et ce n'est qu'au réveil que le patient s'en aperçoit : il veut se servir de son bras, celui-ci ne peut exécuter de mouvement ; ou encore la jambe fléchit et ne peut supporter le poids du corps. Cette impuissance des membres peut être absolue dès les premiers intants, mais très souvent aussi elle est incomplète. Alors, ou bien elle restera incomplète jusqu'à la fin de la vie, ou bien elle se complètera ultérieurement en faisant des progrès incessants. J'ai dit également que l'affaiblissement pouvait s'accroître à la suite d'une attaque. Enfin on peut observer non plus une paralysie de tout un membre, mais de certains muscles d'un membre, surtout du membre supérieur. Elle peut alors, comme on le verra plus loin, n'atteindre que des régions animées par un nerf et faire croire à une lésion nerveuse périphérique.

Ces accidents peuvent, comme dans la forme apoplectique, être précédés de convulsions ou de contracture des parties qui seront bientôt atteintes de paralysie.

D'autres prodromes marquent assez souvent le début; ceux que l'on rencontre le plus communément sont : des sensations diverses dans les membres telles que des picotements, des fourmillements, des élancements douloureux, ou encore des tremblements.

Forme lente. Ce mode de début est très-fréquent ; il diffère du précédent en ce que les symptômes s'établissent sourdement. Les malades commencent par s'apercevoir que leur membre est engourdi; ils éprouvent quelquefois une sensation de froid ; ils se sentent maladroits de leur main : celle-ci leur paraît plus lourde que celle du côté opposé; lorsqu'ils tiennent un objet, ils éprouvent de la peine à le soulever. Au bout de quelques jours, ces symptômes s'accusent et le membre tout entier est paralysé. Dans d'autres circonstances, les mêmes phénomènes se produisent ; mais au lieu de se limiter au bras ils s'étendent à la jambe, simulant ainsi une hémiplégie totale. Cependant il est rare de voir cette dernière être complète ; ce qui manque le plus souvent c'est la paralysie faciale.

En résumé, je crois que, malgré la diversité des phénomènes d'apparition, on peut faire rentrer tous les cas dans l'une des catégories précédentes, et que l'on se convaincra que, relativement à la fréquence, la forme extensive et progressive de ces paralysies est de beaucoup la plus ordinaire.

Il me reste à examiner les symptômes qui suivent le début.

Troubles de motilité. Quel que soit le mode d'apparition des accidents, ils aboutissent toujours à la paralysie; mais celle-ci présente au point de vue de son intensité, de son siège, de son étendue et de sa marche de grandes différences. Je dois dire dès l'abord que sous le nom de paralysie incomplète on doit comprendre, non pas la perte du mouvement borné à un seul membre, mais bien la perte *non totale* des mouvements d'un membre. Ainsi ce terme peut s'appliquer également à une hémiplégie ou à une monoplégie. De même on doit entendre sous le nom de paralysie dissociée celle qui n'atteint que certains muscles en respectant les voisins.

La paralysie peut être hémiplégique, monoplégique ou dissociée. J'examinerai ces trois formes.

La paralysie *hémiplégique* ne ressemble pas, comme je l'ai dit, à celle qu'on rencontre à la suite des hémorrhagies intra-cérébrales. Elle ne revêt les caractères de cette dernière affection que dans les cas rares où elle se lie elle-même à un ramollissement des noyaux gris. Le plus souvent, elle présente l'aspect des paralysies corticales. « Par opposition à l'hémiplégie par lésion centrale, dit M. le professeur Charcot, hémiplégie totale, envahissant tout un côté du corps et offrant toujours les mêmes caractères, la paralysie par lésion corticale est anomale, partielle, de telle sorte qu'elle peut n'être qu'une monoplégie ou n'intéresser que la face seule. » Lors même que l'hémiplégie existe, elle est presque toujours plus accusée sur un des membres et, dans ces cas, c'est surtout le membre supérieur qui est pris. Elle peut ainsi épargner et épargne souvent la face. S'il est rare de trouver tout un côté du corps paralysé au bout de quelques jours, il est tout à fait exceptionnel que la perte de mouvement soit complète dès le debut. Le plus souvent, à mesure qu'on s'éloigne de ce dernier, on voit les membres perdre de plus en plus leurs moumements, soit lentement, soit après une attaque. Dans plusieurs observations, le premier jour on ne constate qu'une paresie d'un membre, puis, après une période stationnaire, l'abolition de la motilité devient complète; souvent même elle ne reste pas limitée et envahit le membre inférieur (1).

En résumé, ces paralysies ont une tendance marquée à s'étendre et à se compléter. La raison en est que les lésions, après avoir été très-circonscrites, ont empiété sur les régions voisines, tantôt par un travail lent et progressif, tantôt brusquement, et se traduisent alors par des symptômes plus accusés et plus étendus. Il ne faudrait pas croire cependant que forcément la paralysie envahit les deux membres d'un même côté. Elle peut rester à l'état de monoplégie ou n'intéresser que le bras et la face, le membre inférieur restant intact. En voici un exemple :

(1) Charcot. Cours de la Faculté, 1875, cité par Landouzy.

Obs. II (résumée). — Parésie du membre supérieur droit. — Hémiplégie faciale inférieure droite. — Tuberculose méningée en plaque occupant la partie inférieure de la scissure de Rolando. (Landouzy, Société anatomique, 1878.)

Louis C..., 58 ans, cordonnier, entre à la Charité (clinique de M. le professeur Hardy) le 21 novembre, pour une faiblesse considérable survenue il y a quelques jours dans le membre supérieur droit (après que la bouche, tirée du côté gauche, avait fortement gêné l'alimentation et la parole). Cette paralysie de la face et du bras s'est montrée sans phénomènes bien appréciables, sans perte de connaissance, sans aphasie, sans maux de tête. Commissure labiale gauche entraînée vers l'oreille gauche. Pas de déviation de la langue ni du voile du palais. Tout le membre supérieur droit est lourd, les mouvements s'exécutent péniblement; la main droite serre à peine. Aucun trouble de sensibilité. Intégrité absolue des membres inférieurs.

Le malade dit tousser quelque peu depuis plusieurs semaines. A peine quelques râles disséminés dans la poitrine avec prédominance vers les régions supérieures. Pas d'expectoration.

27 novembre. L... est pris d'un peu de délire, se lève sans raison de son lit.

Le 28. Pouls un peu fréquent, température rectale, 38°,4 ; bras toujours en paralysie flasque. Toux plus fréquente; râles plus nombreux, surtout aux sommets.

Les jours suivants, L... cesse de prendre aucune nourriture ; la langue se sèche, la température rectale monte à 38°,7. Le subdélire est presque continu. La paralysie du membre droit est toujours la même; peut-être l'hémiplégie faciale inférieure est-elle moins accusée. Mort le 30 novembre.

Autopsie. — *Encéphale.* Vaisseau de la base peu athéromateux. Les artères de l'hexagone sont perméables aussi bien que les origines des sylviennes. Sur la pie-mère des régions supérieures et latérales des lobes frontaux, quelques rares granulations tuberculeuses isolées, du volume de la tête de petites épingles; pas d'exsudats autour de ces granulations. En tous points, la pie-mère a conservé son aspect, son épaisseur normale ; en tous points elle s'enlève facilement ; la seule région qui présente des lésions est la partie qui correspond aux deux tiers inférieurs de la scissure rolandique de l'hémisphère gauche. En ce point, la pie-mère est moins lisse et plus épaisse, plus foncée. En pénétrant dans le sillon de Rolando, on voit qu'il est rempli dans son fond et sur ses bords par une plaque ayant 3 centimètres dans son plus grand diamètre vertical, étendue depuis la partie inférieure du sillon jusqu'à l'union de son tiers moyen avec son tiers supérieur, et formée de granulations tuberculeuses miliaires. La pie-mère peut être enlevée sans entraîner la substance cérébrale, qui cependant est un peu rosée ; les branches des sylviennes sont perméables et ne sont engaînées ni par des granulations, ni par des manchons d'exsudats puriformes.

Thorax. — Poumons. Infiltration tuberculeuse peu étendue et commençante très nette des deux sommets avec quelques noyaux caséeux.

La paralysie du membre supérieure jointe à l'hémiplégie faciale s'explique lorsqu'on sait que le centre moteur du membre siège vers le tiers moyen de la circonvolution frontale (Charcot et Pitres), et celui de la face dans le tiers inférieur des circonvolutions ascendantes. Le voisinage de ces centres autorise à penser que les lésions qui compromettent les mouvements du membre s'étendent très souvent un peu plus loin et causent l'hémiplégie faciale.

J'ai dit que, dans la plupart des cas, c'était le bras qui était atteint ; les observations de monoplégie inférieure bien limitée manquent entièrement. Une seule fois nous trouvons la paralysie du membre inférieur seule au début ; mais, peu de temps après, on constatait l'impuissance du membre supérieur. Il faut d'ailleurs n'admettre ces monoplégies inférieures qu'après un examen complet du malade, car dans certains cas le membre supérieur est également affaibli ; le malade ne s'en plaint pas, il ne s'en est même pas aperçu, et ce n'est qu'en comparant la force des deux mains qu'on trouve une différence sensible : celle qui est du même côté que la jambe paralysée est notablement moins forte.

L'observation suivante montre les accidents paralytiques débutant lentement par la jambe gauche et s'étendant ensuite au bras.

Obs. III. — Monoplégie inférieure gauche. — Lésion corticale de l'hémisphère cérébral droit au niveau du lobe paracentral et de la partie supérieure des circonvolutions frontale et pariétale ascendantes. (Communiquée par M. Gouguenheim, médecin des hôpitaux, à la Société médicale des hôpitaux. Paris, 1878.)

Le nommé B.., âgé de 45 ans, journalier, entre le 12 février 1878 à l'hôpital Temporaire, salle Sainte-Marthe, n° 12. Cet homme, depuis plus de vingt ans à Paris, a toujours travaillé dans une fabrique de parfumerie. Mais, depuis quatre ans, il est employé comme manœuvre dans une usine à gaz.

Il présente des signes non douteux d'intoxication alcoolique ; regard fixe, hébété, tremblement des lèvres et des mains, pituites fréquentes le matin, cauchemars, crampes dans les jambes pendant le sommeil.

La voix est enrouée depuis vingt-deux ans. A l'examen de la poitrine, on trouve un peu d'obscurité du son à la partie supérieure en avant. L'auscultation ne révèle pas de signes appréciables ; il a toujours existé une toux légère ; le malade n'y attache pas d'importance. L'expectoration est à peu près nulle.

Il y a trois jours, pendant que le malade travaillait à l'usine, son pied a tourné, il est tombé, mais sans aucune perte de connaissance. Il se serait, dit-il, donné une entorse. Avant cet accident, la marche était tout à fait normale, la santé bonne. Depuis la chute, la jambe gauche a traîné ; la marche est devenue très difficile, le travail ordinaire impossible.

12 février. Aujourd'hui aucun signe d'entorse, mais les mouvements volontaires du membre inférieur gauche sont tellement affaiblis que le malade est obligé de s'aider des mains pour remuer la jambe dans son lit. Quand on explore les différents mouvements, le malade ne peut opposer qu'une faible résistance à l'extension de la jambe et de la cuisse.

Le membre inférieur droit est normal. Les deux mains conservent une force à peu près égale. Sur le membre paralysé du mouvement, la sensibilité à la douleur est un peu diminuée. Pas de troubles intellectuels notables.

Le 14. La nuit dernière un peu de délire loquace ; le malade voulait sortir de son lit ; ce matin il est calme ; ses réponses sont nettes. La paralysie, localisée comme hier, est complète ; la sensibilité n'est pas plus atteinte.

Le 15. Membre inférieur gauche complètement flasque, bras correspondant indemne.

Le 16. Aujourd'hui la paralysie a gagné tout le membre supérieur gauche. La main seule présente un peu de raideur ; la face est indemne, le malade peut siffler, ferme également bien les deux yeux; aucun trouble oculo-pupillaire. La nuit dernière délire ; ce matin calme. T. A. 39°,4.

Le 17. Le malade est baigné d'une transpiration abondante ; la sensibilité est partout très obtuse. Aucune réponse aux questions ; état comateux, respiration stertoreuse. La paralysie des deux membres du côté gauche est flasque. La face est-elle atteinte? La paupière gauche est abaissée plus que la droite. T. A. 40°.

Mort dans le coma à 3 heures après midi.

Autopsie. — La plèvre droite est le siège d'adhérences anciennes ; les poumons sont congestionnés sans hépatisation, ils présentent à la coupe de nombreuses granulations tuberculeuses dont quelques-unes sont crétacées.

Dans le larynx, les ventricules sont remplis de matière caséeuse puriforme. Les replis aryténo-épiglottiques et les cordes vocales supérieures sont recouverts de végétations polypiformes. L'examen histologique fait par M. Gombault a démontré qu'il s'agit de papillomes entés sur un tissu infiltré de tubercules. Le foie est cirrhosé ; c'est le cirrhose à petites granulations des buveurs.

Le cervelet, la protubérance et le bulbe ne présentent rien d'anormal. Les artères de la base de l'encéphale sont saines. L'arachnoïde est opaline sur toute la convexite des hémisphères cérébraux. La dure-mère est un peu plus adhérente que d'ordinaire aux méninges sous-jacentes, sur l'hémisphère droit, près de la scissure interhémisphérique, vers la scissure de Rolando, au point où les veines principales du cerveau se jettent dans le sinus longitudinal supérieur.

La pie-mère est normale à la base du cerveau. A mesure qu'on arrive vers les parties supérieures de la face convexe, on constate une adhérence plus intime de l'arachnoïde à la pie-mère ; les deux membranes réunies s'épaississent, deviennent un peu plus adhérentes. Les petites artères dessinent des arborisations nombreuses vers les circonvolutions. En examinant les méninges, préalablement lavées, on aperçoit un certain nombre de fines granulations. A l'examen micrographique, ces granulations présentent la structure des tubercules miliaires. Ces mêmes lésions s'observent sur les deux hémisphères, bien qu'elles soient plus marquées à gauche.

Sur la face convexe de l'hémisphère droit, vers la partie supérieure de la circonvolution frontale ascendante surtout, et de la pariétale ascendante, la pie-mère est doublée d'une fausse membrane jaunâtre d'une certaine étendue.

Des fausses membranes semblables existent sur la face interne de l'hémisphère, au niveau du lobe paracentral, mais n'envahissent point le lobe carré ni la circonvolution crêtée. Une certaine quantité de substance corticale ramollie s'enlève avec la pie-mère, malgré les plus grands ménagements. Il reste à la surface de la substance corticale, sur la région malade, un piqueté noir et une coloration plus foncée de la substance même. Une coupe verticale et transversale, pratiquée au milieu du lobe paracentral, démontre que la lésion corticale est superficielle. On constate en même temps l'intégrité du corps strié et de la couche optique.

Cette observation est intéressante en ce qu'elle montre la paralysie limitée au membre inférieur pendant près de huit jours, survenant très lentement et occupant à la fin tout le membre supérieur. Ce n'est pas en réalité une hémiplégie, car la face paraît avoir été peu ou pas atteinte. Ce cas doit être rangé dans les paralysies que M. Charcot a désignées sous le nom de *paralysies associées*, c'est-à-dire n'intéressant que les deux membres d'un même côté.

Quel que soit leur siège, les monoplégies sont souvent incomplètes. Sans parler ici des paralysies dissociées, il est certain que, la plupart du temps, les mouvements du membre ne sont pas totalement perdus, tout au moins dès le début. Ils commencent par être plus faibles : le malade serre moins fortement de la main que d'habitude ; il ne peut se livrer à ses occupations ordinaires; puis les phénomènes s'accusent et l'impuissance est complète. Toutefois il arrive que l'on ne constate qu'une parésie qui reste telle jusqu'à la fin de la vie.

Outre ces caractères, M. Charcot attribue aux paralysies d'origine corticale un caractère de variabilité qui ne s'observe jamais dans les cas de lésions centrales. Dans les rares observations où les noyaux centraux étaient atteints, la paralysie est apparue complète dès l'origine et n'a subi aucune modification. Les premières au contraire sont non seulement plus limitées, puisqu'elles sont souvent monoplégiques, mais elles sont susceptibles de s'étendre ou de diminuer; elles peuvent même disparaître complètement. Il est presque impossible d'admettre dans ces cas des lésions de la substance corticale; les observations que j'ai recueillies témoignent dans ce sens. Une fois on ne constatait que des lésions des méninges (obs. IV), et dans l'autre cas il y avait eu embolie et rétablissement ultérieur de la circulation (ob. XIV), car l'écorce cérébrale ne présentait aucun point de ramollissement. C'est d'ailleurs l'opinion que défendent MM. Landouzy et Rendu. « On comprend qu'un noyau d'encéphalite tuberculeuse pourra bien donner une paralysie totale et incomplète, mais qu'il pourra difficilement faire celle-ci transitoire. On comprend encore qu'une ischémie peut donner une paralysie parfaitement transitoire et variable, quoique totale et complète (1). » M. Rendu attribue les paralysies passagères qu'on observe dans la méningite tuberculeuse aux convulsions violentes et généralisées qui ébranlent momentanément le système nerveux; il pense même que les exsudats localisés ou les granulations ne peuvent pas par le seul fait de la compression qu'ils exercent sur l'encéphale déterminer des paralysies (2); cependant l'observation suivante tendrait à faire admettre une opinion contraire si on ne songeait qu'il pouvait, chez ce malade, se faire une congestion momentanée autour des foyers de granulations.

Obs. IV. — Raymond. Rapportée dans la thèse de Landouzy.

Un homme de 22 ans, amené à Beaujon avec tous les signes d'une tuberculose pulmonaire, présenta, deux mois après son entrée à

(1) Landouzy. Loc. cit., p. 64.
(2) Rendu. Loc. cit., p. 37 et 75.

l'hôpital, une paralysie limitée au bras droit, paralysie portant sur la motilité seulement, et offrant cette particularité que, à un moment donné, le malade ne pouvait imprimer à son bras absolument aucun mouvement, puis, qu'au bout d'une heure ou d'une demi-heure, le mouvement revenait en partie, parfois même revenait assez pour permettre au malade de porter la main à la tête. Cette paralysie resta limitée au bras jusqu'à la mort.

L'autopsie révela, outre la tuberculose pulmonaire et l'intégralité absolue de la moelle, la présence de granulations volumineuses sur le lobe cérébral gauche. Au niveau des deux circonvolutions marginales antérieure et postérieure, existe de la méningite suppurée avec tubercule; ceux-ci deviennent surtout abondants en approchant du lobe paracentral; la pie-mère est très adhérente en ces points. Nulle part ailleurs il n'existe des traces de méningite ni de tubercules.

Dans le fait suivant, la paralysie fut passagère également, et cependant on trouve à l'autopsie plusieurs foyers de ramollissement, dont l'un siègeait sur la circonvolution frontale ascendante. Il est difficile d'expliquer le rétablissement complet des fonctions du membre. Decaisne l'attribue à une suppléance des cellules voisines des régions atteintes.

Obs. V (résumée). — Monoplégie brachiale survenue dans le cours d'une tuberculose pulmonaire. — Rétablissement complet des fonctions du membre. (Thèse Decaisne, 1879 (1).)

Etienne M..., 54 ans, entre le 1er décembre 1877 dans le service de M. Bourdon, à la Charité. Il a commencé à tousser et à maigrir au mois d'octobre 1876. Au mois d'août 1877, la toux augmenta et s'accompagna de vomissements et d'accès de fièvre vespéraux. A cette époque on constatait aux deux sommets de la matité et des

(1) Thèse de Decaisne. Des paralysies corticales du membre supérieur.

râles sous-crépitants avec souffle. Le 1er décembre l'amaigrissement était extrême ; la toux opiniâtre était suivie d'une expectoration abondante de crachats purulents. Aux deux sommets on entendait du gargouillement. Rien au cœur.

Le 29 décembre, vers cinq heures du soir, le malade voulut se lever pour prendre son vase de nuit ; son voisin remarqua alors qu'il avait l'air étrange et ne paraissait pas se rendre compte de ce qu'il faisait. En effet, il s'affaissa sur lui-même et l'on fut obligé de le remettre au lit. Il prononçait des mots inintelligibles, et l'on s'aperçut bientôt que tout le côté gauche du corps était paralysé à l'exception de la face. La jambe pouvait encore faire quelque mouvements, mais le bras était complètement inerte. Au bout de trois heures, l'usage de la parole revint.

Dès le lendemain, la jambe avait recouvré en partie sa motilité; quarante-huit heures après, les mouvements y étaient tout à fait normaux. La paralysie du bras subsistait tout entière. La sensibilité était demeurée intacte.

Le 1er janvier 1878, le membre supérieur commençait à effectuer quelques mouvements, mais ces mouvements se passaient uniquement dans l'articulation scapulo-humérale.

Le 2, les mouvements du coude commençaient à reparaître. La paralysie restait complète à l'avant-bras et à la main.

Les 3 et 4, cette dernière diminua.

Enfin le 20 janvier l'amélioration a progressé, et aujourd'hui le malade se sert également bien de ses deux membres.

Toute trace de paralysie a disparu.

Après une amélioration passagère, l'état général s'aggrava tout à coup et le malade succomba dans la nuit du 10 au 11 février.

Autopsie. — Les deux poumons sont remplis de cavernes et de granulations tuberculeuses. Le cœur est sain.

Cerveau. Au milieu de la circonvolution frontale ascendante droite existe une plaque de ramollissement jaune d'une longueur de 15 mill. sur 6 mill. de largeur. Cette plaque siège vers l'union du tiers supérieur et des deux tiers inférieurs de la circonvolution. Elle envahit l'épaisseur de celle-ci et s'étend superficiellement à la partie attenante de la deuxième frontale, laquelle est unie à la précédente par des adhérences fermes et résistantes. Dans toute cette zone, la pie-mère est très adhérente. Plus en arrière, on trouve une autre plaque analogue, mesurant 20 mill. de hauteur sur 8 mill. de largeur et siègeant en partie sur le lobule pariétal, et en partie sur le lobule du pli courbe.

Aucune lésion des noyaux gris centraux, du bulbe ni de la protubérance. Les artères de la base du cerveau et la sylvienne droite sont saines.

Les paralysies dissociées sont assez rares ; j'ai pu néanmoins en réunir trois observations. Elles intéressent le membre supérieur. Dans le premier cas, cette paralysie débute brusquement et occupe les muscles innervés par le radial. Voici d'ailleurs cette observation.

Obs. VI. — Note sur un cas de paralysie des muscles extenseurs de la main sur l'avant-bras liée à une lésion siégeant sur le sillon de Rolando. (Maurice Raynaud. Société anatom., 1876.)

Un tuberculeux entre à l'hôpital trois jours avant sa mort. Le soir il se sentit pris d'une faiblesse du membre supérieur gauche. Cette faiblesse, qui occupait principalement l'avant-bras, alla en augmentant les jours suivants, jusqu'à la mort du malade, qui survint trois jours après.

Voici le résultat de l'examen attentif qui fut fait de cette paralysie le jour même où le malade mourut ; il avait encore sa pleine connaissance et se prêtait volontiers à l'examen.

Œdème notable de l'avant-bras et de la main gauche (côté paralysé). Rien de semblable du côté opposé. Les deux membres inférieurs sont infiltrés. Faiblesse du membre supérieur gauche, beaucoup plus accusée à l'avant-bras qu'au bras. Ainsi le mouvement d'adduction du bras (deltoïde), ceux de flexion et d'extension de l'avant-bras sur le bras (biceps et triceps brachial) se font avec facilité, quoique avec une énergie certainement moindre que du côté sain.

A l'avant-bras, paralysie absolue des extenseurs. La main est tombante et le malade essaie vainement de la relever. Le muscle long supinateur participe à cette paralysie. On croirait donc avoir affaire à une paralysie du nerf radial. Mais il y a aussi faiblesse des fléchisseurs. Le malade serre très incomplètement la main qu'on lui présente, même lorsqu'en relevant fortement la main dans l'extension sur l'avant-bras on neutralise l'effet des muscles antagonistes. La contractilité électro-musculaire est conservée.

Il n'existe aucune modification de la sensibilité du membre malade. Il n'y a pas même de sentiment subjectif d'engourdissement. Il n'y a pas même de trace d'hémiplégie faciale, ni de paralysie du membre inférieur gauche. Il n'y a pas davantage apparence de céphalalgie. Pas le moindre trouble de la parole. On ne constate ni perte de la mémoire, ni désordre du côté de l'intelligence. En un mot, malgré une recherche attentive, on ne trouve, en ce qui concerne les fonctions du système nerveux, rien autre chose que la paralysie motrice, localisée comme il vient d'être dit. Nous avons donc affaire à une monoplégie, celle-ci même extrêmement limitée, puisqu'elle a son siège, de beaucoup plus marqué, dans les muscles extenseurs de l'avant-bras gauche.

Autopsie. — Les méninges sont absolument saines; il n'existe aucune apparence d'hyperémie cérébrale généralisée. Une fois la pie-mère enlevée, on découvre du côté droit une lésion corticale extrêmement circonscrite.

Disons tout de suite que c'est bien elle qui doit être considérée comme la cause de la paralysie. Car, d'une part, on ne trouve rien à signaler du côté des corps opto-striés ; d'autre part, le renflement cervical de la moelle et les racines qui en émergent ont fait l'objet d'un examen attentif qui a montré ces parties dans un état d'intégrité complète.

La lésion siège dans le sillon de Rolando, à 5 cent. et demi du bord supérieur et interne de l'hémisphère droit, à la hauteur de la base de la deuxième circonvolution frontale. En ce point on trouve, au fond du sillon de Rolando, un petit tubercule gros comme un grain de millet, qui plonge dans la substance corticale et adhère à la face profonde de la pie-mère légèrement soulevée à ce niveau. Autour de ce tubercule existe une zone de ramollissement rouge caractérisé par un pointillé hémorrhagique très confluent (hémorrhagie capillaire.) Examiné à sa surface, ce foyer présente une hauteur d'environ 1 centimètre : il occupe la partie la plus reculée de la circonvolution frontale ascendante, et va s'enfonçant obliquement de haut en bas et d'avant en arrière dans le sillon de Rolando.

Lorsqu'on pratique une coupe horizontale du cerveau passant à la moitié de la hauteur du foyer, et qu'on examine la surface inférieure de la section, on trouve qu'à ce niveau le foyer occupe exactement la substance corticale de la lèvre postérieure du sillon de Rolando, dans toute la portion de cette lèvre qui est accolée à celle du côté opposé. En d'autres termes, c'est la substance grise de la circonvolution pariétale ascendante qui se trouve seule envahie par la lésion. Celle-ci n'affleure pas tout à fait à la surface externe de la circonvolution, on la voit empiéter légèrement sur la substance blanche. Il existe, en outre, à un demi-centimètre en dedans du fond du sillon, un petit foyer indépendant de ramollissement rouge de la largeur d'un pois, situé en pleine substance blanche.

Les mêmes symptômes se rencontrent dans les deux autres observations. Dans l'une, il y a intégrité des mouvements du bras et de l'avant-bras, sauf la supination ; impossibilité d'étendre les doigts, tandis qu'ils peuvent se fléchir. Il est remarquable que la paralysie n'est survenue que quinze jours après que le malade a éprouvé des douleurs dans le membre. Dans le dernier cas, il y avait paralysie complète des extenseurs, des radiaux et du long supinateur ; les mouvements du bras étaient conservés. Dans ces trois exemples, ce sont les mêmes muscles qui sont envahis (extenseurs) tandis que les fléchisseurs conservent tout au moins partiellement leurs fonctions.

Très souvent la paralysie dissociée perd au bout de quelques jours ses caractères et se transforme en une monoplégie complète ; mais je n'ai trouvé aucun exemple de marche inverse, c'est-à-dire de paralysie qui, comprenant tout un membre, rétrograde ensuite pour n'occuper que certains groupes musculaires. Cependant Decaisne (1) prétend qu'on voit souvent cette transformation des phénomènes paralytiques. Il est probable qu'il s'agit alors des lésions moins profondes, moins indélébiles. Je m'accorde au contraire avec lui lorsqu'il dit que l'abolition du mouvement se localise plus souvent sur les extenseurs que sur les fléchisseurs. Cependant il cite un cas dans lequel les trois premiers doigts de la main ne pouvaient se fléchir. Il ne s'agissait pas d'un tuberculeux.

Les mouvements réflexes sont conservés. Cependant nous les trouvons abolis dans les observations X et XXII. Quant à la contractilité électrique des muscles paralysés, elle est toujours conservée, et on verra plus loin que cette intégrité peut dans certains cas rendre de grands services au point de vue diagnostique.

Contracture et convulsions. Ces deux symptômes se rencontrent souvent dans les cas de lésion de l'écorce cérébrale. Ils ont été étudiés par divers auteurs. M. le professeur Brouardel insiste beaucoup, dans son article sur les hémorrhagies cérébrales, sur leur apparition hâtive (2). Seule ou jointe à des convulsions, la contracture se montrerait tantôt dès le début de l'attaque apoplectique, tantôt pendant, tantôt après, et pourrait être d'intensité variable ; elle s'étendrait soit à tout un membre, soit seulement à une portion de membre. Ces

(1) Th. Loc. cit.

(2) Brouardel. Art. Hémorrhagie cérébrale du Dictionnaire encyclopédique, p. 371.

caractères peuvent se retrouver dans les cas de ramollissement ou de méningo-encéphalite tuberculeuse localisée. Je dois ajouter que ce n'est pas seulement lorsqu'il y a attaque, mais alors même que la paralysie est le premier phénomène, lorsqu'elle est limitée à un bras, qu'on observe ces symptômes. Cependant la contracture est peu fréquente et elle paraît n'envahir qu'une partie des régions qui sont ou vont être paralysées. Les convulsions au contraire sont bien plus communes. Elles peuvent revêtir différentes formes : tantôt générales, étendues aux quatre membres lors même qu'un seul hémisphère cérébral est lésé, beaucoup plus souvent localisées; elles sont toniques ou cloniques. Chez un malade (ob. XVII), on observe une attaque épileptiforme caractérisée par des convulsions générales avec perte de connaissance ; plus souvent les contractions toniques se limitent davantage ; selon Landouzy (1), on rencontrerait surtout l'épilepsie hémiplégique dans les cas de lésions corticales, quelle que soit leur nature. Ces convulsions peuvent également être cloniques. Ce sont alors des contractions spasmodiques agitant certains muscles ou tout un membre, ou un simple tremblement occupant ces mêmes parties. Ces crises peuvent exister seulement au début et ne pas se reproduire; d'autres fois elles reviennent à des intervalles plus ou moins éloignés, sous forme de véritables accès, occupant les parties paralysées ou parésies. Je ne rechercherai pas à quelle lésion correspondent ces convulsions, soit générales, soit partielles; on trouvera dans les différents

(1) Landouzy. Loc. cit., p. 33.

auteurs que j'ai nommés plus haut des renseignements plus complets que je ne pourrais les donner ici (1). Je rappellerai seulement qu'en 1873, à propos d'une observation de tuberculose des méninges spinales et cérébrales avec lésion de la substance grise des circonvolutions, M. Liouville fit remarquer devant la Société anatomique qu'on devait attribuer les secousses convulsives qu'avait présentées le malade non au foyer d'encéphalite, mais bien à la méningite concomitante, tandis que la contracture devait tenir au foyer de ramollissement (2).

De ce qui précède, on peut conclure que les convulsions présentent les mêmes caractères que les paralysies : elles sont partielles ou générales, quelquefois même n'occupent que un ou plusieurs groupes musculaires; on pourrait donc leur appliquer les mêmes dénominations.

Hémiplégie faciale. — L'hémiplégie faciale est assez souvent signalée dans les observations; le plus souvent elle est accompagnée d'une paralysie des deux membres d'un même côté ou d'une monoplégie brachiale. Dans un cas, elle était le seul symptôme qu'on observât avec l'aphasie (ob. XXIV). Cette association différente suivant les cas, s'explique, comme je l'ai dit plus haut, par la proximité des centres moteurs du bras, de la face et même du siège du langage. La plupart des auteurs, Trousseau entre autres, se refusent presque complète-

(1) Consulter sur ce point l'article Hémorrhagie cérébrale du Dictionnaire encyclopédique et la thèse de Landouzy.

(2) Bulletin de la Société anatomique, 1873.

ment à admettre une paralysie faciale isolée dans les cas d'hémorrhagie cérébrale corticale; ils pensent que toujours il y a un certain degré d'affaiblissement d'un ou de plusieurs membres. M. le professeur Charcot admet au contraire (1) que la paralysie faciale peut être la manifestation prédominante sinon exclusive d'une lésion hémisphérque, quelle que soit sa nature. Néanmoins il est rare qu'elle ne finisse pas par être jointe à d'autres paralysies.

Comme la paralysie des membres, l'hémiplégie faciale peut être complète ou incomplète, rester à l'état de parésie ou augmenter progressivement. La langue est tantôt déviée, tantôt elle ne subit aucun changement. Il faut enfin remarquer que la paralysie totale, complète d'un côté de la face est très exceptionnelle; presque toujours le muscle orbiculaire des paupières reste intact. En résumé, elle revêt tous les caractères des hémiplégies faciales par lésion corticale.

Aphasie. — Elle se rencontre assez fréquemment. Elle survient brusquement ou graduellement en même temps que la paralysie des membres. Dans l'observation XI, elle constitue avec l'hémiplégie droite les premiers symptômes des accidents. Ces lésions qui furent trouvées à l'autopsie ne répondaient nullement à ce qu'on était en droit de supposer. M. Lépine ne rencontra aucune altération de la substance grise des circonvolutions de l'hémisphère gauche, la troisième circonvulation frontale gauche était intacte; un petit foyer de ramollissement siégeait sur la corne sphénoïdale *droite*

(1) Charcot et Pitres. Revue mensuelle, 1877.

(l'hémiplégie portait sur le côté droit du corps). C'est là un cas tout à fait exceptionnel et intéressant à plus d'un titre.

Un tuberculeux, qui présenta dans les derniers jours de sa vie tous les symptômes d'une méningite tuberculeuse ultime, était, quelque temps auparavant, devenu tout à coup aphasique ; à ce moment il n'y avait rien qui pût faire soupçonner une complication cérébrale.

Obs. VII. — Phthisie pulmonaire chronique. — Méningite tuberculeuse ultime. — Aphasie. (Communiquée par mon ami Eugène Monod, interne des hôpitaux.)

Dominique B.., âgé de 33 ans, atteint de tuberculose pulmonaire chronique, était depuis longtemps à l'hôpital Cochin (service de M. le Dr Bucquoy, salle Saint-Philippe, n° 12). Son état, bien que très grave, n'inspirait pas d'inquiétudes immédiates, lorsque le 9 mars 1878, après quelques jours de malaise, s'accompagnant de douleurs de tête violentes, il perdit complètement la parole. Il comprenait fort bien ce qu'on lui disait, cherchait à répondre, mais il lui était impossible de prononcer un seul mot. Il avait gardé d'ailleurs toute son intelligence, et son état l'affligeait beaucoup. Il lui était également impossible de porter la langue hors de la bouche. Les mouvements et la sensibilité des membres étaient intacts.

Le 10 mars. Le malade peut prononcer quelques mots. Il a néanmoins beaucoup de peine à les articuler. Même état général.

Le 11. L'amélioration continue ; mais il existe encore de violents maux de tête.

Le 12. Somnolence presque constante ; embarras beaucoup plus grand de la parole; B... sort de l'hôpital.

Le 16, l'état général s'était aggravé. La peau était chaude, le pouls fréquent. Parole impossible, violents maux de tête, somnolence constante. Aucun autre symptôme de méningite.

Le 20. Toute la nuit il a eu des convulsions surtout dans les membres supérieurs, strabisme, mâchonnement. Les pupilles sont très dilatées. Perte presque complète de connaissance. Douleur à la pression au niveau de la nuque. Persistance de la fièvre.

Le 24. Coma. Respiration stertoreuse. La nuit précédente convulsions, renversement de la tête en arrière.

Mort le 25. L'autopsie n'a pu être faite, le malade ayant succombé chez lui.

Les périodes d'amélioration et d'aggravation de l'aphasie sont ici très remarquables. Ne doit-on pas rapprocher cet exemple d'aphasie variable des paralysies variables et transitoires dont j'ai parlé ?

Il est malheureux que l'autopsie n'ait pu être faite ; il est probable qu'on eût trouvé, outre les lésions ordinaires de la méningite tuberculeuse, une altération plus ancienne au niveau de la troisième circonvolution frontale gauche, tout au moins des granulations confluentes sur ce point.

J'ai également recueilli dans un journal anglais (1) une observation fort intéressante à cause de la singularité des symptômes que présenta le malade. Il s'agit d'un tuberculeux qui fut pris d'une paralysie soudaine du côté gauche. Bientôt après il eut une *loquacité excessive*. L'autopsie démontra qu'il existait un caillot fermant l'artère cérébrale moyenne du côté droit. L'auteur croit que la loquacité excessive peut être attribuée à une hyperhémie de l'hémisphère gauche, amenant une suractivité de fonctions de ce côté. Enfin M. Arnould, de Lille (2), signale le fait suivant. Un tuberculeux devint tout à coup aphasique ; il répondait invariablement, aux questions qu'on lui posait, par le monosyllabe *non*. Le lendemain il avait retrouvé la faculté de langage, mais il était hémiplégique. Il succomba quelques jours après, et à l'autopsie M. Arnould trouva un noyau de méningite tuberculeuse qui avait

(1) British medical journal, 28 août 1875.
(2) Revue médicale française et étrangère, 19 juillet 1879.

envahi la scissure de Sylvius, la troisième frontale était intacte. Ici l'état passager de l'aphasie s'explique par l'absence de lésion de la substance cérébrale.

Il n'existe, comme on le voit, aucun cas d'aphasie isolée ; toujours elle est accompagnée ou suivie par des paralysies plus ou moins étendues.

Troubles de la sensibilité. — Dans l'immense majorité des observations, la sensibilité ne subit aucune atteinte. Pour qu'elle soit diminuée ou abolie, il faut ou bien qu'il y ait des lésions des noyaux gris, ou bien que tout au moins les lésions bien que superficielles aient dépassé la substance grise des circonvolutions et envahi la substance blanche sous-jacente. Je fais abstraction bien entendu de la période apoplectique qu'on observe assez souvent au début des accidents, mais, même dans ces cas, lorsque les lésions sont superficielles, il n'y a pas abolition complète de sensibilité.

Quand elles existent, les modifications de la sensibilité suivent en général la même marche que les paralysies qu'elles accompagnent.

Obs. VIII (résumée). — Phthisie pulmonaire chonique. — Thrombose capillaire. — Hémiplégie. (Thèse d'Olivier, 1870.)

Joséphine J..., âgée de 27 ans, a commencé à tousser il y a un an. Hémoptysies abondantes il y a six mois. Au moment de son entrée à l'hôpital (décembre 1868), affaiblissement et amaigrissement considérables, céphalalgie frontale fréquente, sueurs nocturnes. Oppression assez forte. Au sommet du poumon droit craquements très abondants et gargouillement. A gauche et aux mêmes points expiration prolongée.

Le 29 janvier 1869. Depuis deux ou trois jours, sans cause appréciable, diminution de la sensibilité et de la motilité dans l'avant-bras, le bras, la main du côté droit ; sensation d'engourdissement et de picotements dans les doigts. Céphalalgie assez forte.

Le 30. Cette nuit et ce matin, deux accès d'environ dix minutes chacun d'engourdissement et de picotements dans la main droite et le même côté de la face.

Le 5 février. Ce matin, parole difficile, paralysie presque complète (motilité et sensibilité) du bras droit, légère hémiplégie faciale droite ; rien dans le membre inférieur correspondant.

Les jours suivants la paralysie se prononce, la malade s'affaiblit. Vers la fin de février, paralysie complète du membre inférieur droit. Mort le 7 mars.

Autopsie. — Les poumons sont farcis de tubercules à diverses périodes d'évolution. Le cœur est sain. Les méninges sont saines. Vaste foyer de ramollissement siègeant à la partie supérieure de l'hémisphère gauche, plus étendu en surface qu'en profondeur, se prolongeant en arrière jusqu'à la scissure de Rolando. Il pénètre jusqu'à environ 3 centimètres dans l'épaisseur de la substance cérébrale. Pas de thrombose ni d'embolie dans les artères cérébrales.

Aux troubles de sensibilité se rattachent les douleurs des membres et la céphalalgie. Cette dernière est très fréquente. Elle peut précéder de quelques jours les phénomènes paralytiques, que ceux-ci s'accompagnent ou non d'attaque ; cependant c'est surtout lorsqu'il y a perte de connaissance qu'on paraît l'observer plus ordinairement ; cette céphalalgie, par son intensité et sa fréquence, peut être considérée comme le symptôme prodromique le plus habituel. Tantôt elle est diffuse, tantôt localisée en un point fixe. Lorsque la période apoplectique est passée, assez souvent elle persiste ; enfin quelquefois elle ne se montre que quelques jours ou quelques heures après le début des accidents et ne fait que s'accroître jusqu'à la mort.

On voit aussi survenir très ordinairement comme phénomènes précurseurs de l'engourdissement et des fourmillements dans les membres qui vont être paralysés ; un malade se plaignait d'éprouver un sentiment de froid très intense dans la main, un autre que son bras était plus chaud et plus lourd. Ces modifications de la sensibilité peuvent être de courte durée, mais dans certains cas elles persistent dans les parties qui sont privées de mouvement.

Enfin de véritables douleurs peuvent occuper les membres, douleurs qui s'exaspèrent en général pendant les mouvements provoqués, et qui quelquefois ne paraissent siéger qu'au niveau des articulations; ces douleurs ne se montrent pas en général avant la paralysie, mais l'accompagnent. Cependant dans une observation rapportée dans la clinique de M. Peter, le malade avait ressenti de la douleur avant d'éprouver de la faiblesse du bras; ces phénomènes douloureux diminuèrent au bout de peu de jours, puis disparurent, la paralysie persistant.

En résumé, les troubles sensitifs sont beaucoup moins fréquents que les troubles moteurs : la conservation de la sensibilité est la règle et, quant aux phénomènes douloureux, ils revêtent différentes formes et sont très irréguliers dans leur mode d'apparition, leur durée et leur étendue.

Intelligence. — Les facultés intellectuelles ne sont pas en général atteintes, excepté pendant la période apoplectique; encore celle-ci n'est-elle souvent qu'incomplète, c'est-à-dire que le malade ne perd pas complètement connaissance. A part cette période, l'intelligence reste intacte : les malades rendent parfaitement compte des symptômes qu'ils éprouvent; ils assistent à l'envahissement progressif de la paralysie. Dans l'observation I, nous constatons qu'immédiatement après être sorti de la période d'attaque, cet homme se rappelle très bien les moindres circonstances qui ont précédé le début des accidents.

Je n'ai aucun fait particulier à signaler à propos de la *température* centrale. Une étude plus intéressante serait celle de la température comparative des membres paralysés avec ceux du côté sain. D'après M. Charcot, dans l'hémiplégie centrale, la température des membres paralysés serait plus élevée que celle des membres sains ; il n'y aurait au contraire aucune différence entre les deux côtés dans le cas de lésions corticales. Malheureusement les observations que j'ai pu réunir ne donnent que peu de renseignements à ce sujet. Comme il s'agit presque toujours de lésions superficielles des hémisphères, il est probable que l'on ne constaterait aucune différence : voici néanmoins un cas où le thermomètre marquait une légère élévation du côté paralysé ; mais le malade ayant guéri on n'a aucune donnée sur les lésions qui avaient pu produire les accidents.

Obs. IX (résumée). — (Thèse de Mallebay, 1878.)

Un homme de 33 ans, tuberculeux avancé, s'aperçoit un matin

qu'il ne peut plus se servir de sa main gauche, qui était plus grosse et plus chaude que celle du côté opposé. Cette paralysie s'accompagne de fourmillements dans la main et, de temps à autre, de petits tremblements. Quinze jours après le début de ces accidents, on constate que la main est pendante; elle tombe verticalement lorsque le malade porte son bras dans la position horizontale. Les doigts sont à demi fléchis et ne peuvent être relevés; le malade serre avec assez de force. Les mouvements de l'épaule et du bras sont intacts; il en est de même pour ceux de l'avant-bras sur le bras, sauf la supination qui est très gênée. La main est agitée de temps à autre de tremblements survenant par accès. La sensibilité y est normale, mais *la température, prise trois fois dans les deux mains, a toujours donné une différence en faveur de la main gauche. Cette différence n'a jamais excédé quatre ou cinq dixièmes de degré.*

Un mois après, la paralysie de la main avait presque complètement disparu. Tous les mouvements volontaires des doigts étaient possibles, quoique plus faibles que ceux du côté opposé. Il y avait un peu d'atrophie du membre.

Outre les modifications de la température, cette observation présente ceci d'intéressant : c'est qu'il s'agissait d'une paralysie limitée et passagère. Certainement les lésions devaient être aussi très superficielles.

Pour M. Peter, il y aurait un rapport direct entre l'élévation de la température et les troubles de sensibilité par lésion des centres nerveux. A propos d'un cas de paralysie des deux membres supérieurs avec prédominence du côté droit, il dit : « Je recherchai si la température locale était restée la même dans les deux membres inégalement paralysés, et je trouvai que celui où la sensibilité était abolie avait un degré de plus que celui où la sensibilité persistait : ce qui est d'accord avec les recherches que j'ai faites sur l'élévation de la température locale au cas de paralysie récente de la sensibilité par lésion des centres nerveux. Ainsi, à la face dorsale de la main droite, anesthésie, la température était de 34°,2, tandisqu'à la même région du côté gauche elle n'était que de 33°,2 » (1).

Il me reste à dire quelques mots sur un certain nombre de troubles circulatoires qu'on rencontre assez souvent, mais qui n'ont qu'une importance toute secondaire. Dans plusieurs cas, on signale le gonflement œdémateux des parties paralysées, se faisant dès le début. Cet œdème est en général peu accusé.

Comme les lésions sont en général corticales, on n'observe jamais, même lorsque la paralysie force le malade à rester au lit, de troubles trophiques; l'absence de ces derniers, dans le cas où le siège des lésions serait douteux, pourrait acquérir de la valeur au point de vue du diagnostic, leur existence étant fréquente dans les lésions des masses centrales.

L'ensemble des symptômes que je viens de passer en revue, leur début, leur marche, leur isolement, me permettent d'avancer qu'ils diffèrent essentiellement de ceux de la méningite tuberculeuse; je crois donc que les auteurs qui les ont décrits sous ce nom, ont trop étendu les limites de cette maladie. L'absence de prodromes, du délire, l'intégrité des facultés intellectuelles, hors la période d'attaque, les en éloigne complètement. Je sais que dans la méningite tuberculeuse ultime, la plupart des symptômes peuvent manquer; mais il existe toujours

(1) Peter. Loc. cit., t. II, p. 382.

des troubles intellectuels, du délire ou tout au moins des vomissements. Ce ne sont pas non plus des symptômes qui appartiennent aux tumeurs cérébrales, qui, à l'exception de quelques rares exemples, ont une marche essentiellement chronique. Ces paralysies se rapprochent au contraire de l'hémorrhagie cérébrale ou du ramollissement par le début et la marche des accidents.

Quant aux lésions qui se lient à eux, nous verrons qu'elles sont essentiellement variables.

ANATOMIE PATHOLOGIQUE

Les lésions que l'on rencontre à l'autopsie des individus morts avec des paralysies plus ou moins limitées sont multiples. Le plus souvent, on trouve des granulations tuberculeuses agglomérées avec des lésions inflammatoires circonscrites des méninges ; elles s'accompagnent presque toujours de ramollissement circonscrit de la substance des circonvolutions. Ce sont là les lésions d'une méningo-encéphalite tuberculeuse. Dans certains cas, il semble que tout le travail pathologique ait porté sur un seul point, le reste des enveloppes de l'encéphale paraissant dépourvu de granulations ; d'autres fois, celles-ci existent, mais en petit nombre, et tout au moins ne sont entourées d'aucune trace d'inflammation, ce qui explique qu'elles ne se soient révélées pendant la vie par aucun symptôme.

Quant aux foyers de ramollissement, ils sont souvent multiples, et c'est là un caractère qu'il ne faut pas perdre de vue; ils occupent asesz fréquemment d'autres régions que la zone motrice, bien que ce soit là leur siège habituel; leur volume est en général petit et en raison de leur nombre.

On peut aussi rencontrer dans le foyer du ramollissement une certaine quantité de sang coagulé. Cette hémorrhagie doit être considérée comme secondaire, consécutive à la destruction de la pulpe cérébrale.

La théorie de l'inflammation de la substance grise des circonvolutions ne répond pas à tous les cas; il est certain qu'assez souvent les lésions reconnaissent pour cause non pas l'inflammation primitive des méninges, mais l'altération des vaisseaux. En d'autres termes, il peut se faire dans ces derniers des thromboses qui, en suspendant la circulation dans une partie de l'écorce cérébrale, amènent le ramollissement; ces thromboses s'expliquent par les modifications qu'éprouvent les parois vasculaires; peut-être doit-on faire jouer aussi un rôle secondaire à la coagulation spontanée du sang. On sait en effet que tous les auteurs admettent qu'à la troisième période de la phthisie pulmonaire, le sang a une grande tendance à se coaguler.

Enfin il existe un certain nombre d'exemples d'embolies cérébrales, leur point de départ restant presque toujours inconnu.

Ce sont ces lésions que je compte décrire. La plupart d'entre elles ont déjà été étudiées dans différents ouvrages; mon but est donc d'en présenter un court résumé.

Pour faciliter la description, j'examinerai à part : 1° les lésions des méninges, 2° celles de la substance cérébrale (ramollissement, hémorrhagie), 3° les altérations vasculaires. Il me restera ensuite à rechercher le siège qu'elles occupent et les rapports qui existent entre elles et les paralysies.

I. *Lésions des méninges*. Je n'ai pas l'intention de refaire l'histoire de la tuberculose méningée. Les granulations sont ici localisées et prennent un développement plus considérable. « On constate quelquefois, dit M. Archambault (1), l'existence de plaques tuberculeuses qui ne sont autre chose qu'une agglomération de granulations; ou bien encore des masses tuberculeuses grosses comme des pois résultant de la réunion d'éléments multiples. »

Dans les cas de méningite tuberculeuse localisée, les enveloppes du cerveau présentent les altérations suivantes : elles sont considérablement épaisses dans une étendue variable, tantôt en un seul point, tantôt en plusieurs; elles présentent un aspect opaque, perdant ainsi complètement leur transparence, souvent même elles paraissent infiltrées de pus; la suppuration des méninges s'observe d'ailleurs quelquefois. A l'œil nu il est possible dans la plupart des cas de rencontrer des granulations tuberculeuses; d'autres fois, un faible grossis-

(1) Dict. encyclopédique. Art. Méningite tuberculeuse, p. 482.

sement suffit pour les faire distinguer. Lorsqu'elles ont déterminé autour d'elles une inflammation plus accusée, on voit une sorte de fausse membrane épaisse, de coloration jaunâtre, les englobant pour ainsi dire, et qui n'est autre chose qu'un exsudat fibrino-purulent épanché dans le tissu cellulaire sous arachnoïdien. Sa coloration varie suivant la quantité plus ou moins grande de globules purulents qui y sont mêlés.

C'est surtout lorsqu'il existe au-dessous un foyer de ramollissement, que l'épaississement des méninges est plus accusé. Lorsqu'on ouvre le crâne, on trouve souvent un point de la dure-mère de coloration plus mat que les parties voisines. Si l'on déprime avec le doigt, on sent une fluctuation bien nette. On dirait de primè abord qu'on va ouvrir un abcès. En cherchant à détacher la dure-mère, on la voit adhérer aux méninges sous-jacentes et ne former avec elles qu'une seule membrane. En somme, dans ces cas, l'ensemble des méninges fermé à la manière d'un couvercle la partie supérieure du foyer de ramollissement. Souvent aussi l'union de la dure-mère à l'arachnoïde est moins intime et se fait par des tractus peu résistants.

Lorsque les lésions dépassent l'étendue d'une circonvolution, granulations tuberculeuses et exsudats pénètrent dans les anfractuosités qui séparent cette dernière des circonvolutions voisines et les fait adhérer entre elles.

Dans certains cas l'agglomération des granulations tuberculeuses peut former non plus un bouquet étalé à la surface de l'hémisphère, mais une véritable tumeur, ayant pris naissance dans les méninges, mais s'étant développées ultérieurement dans la substance sous-jacente. Ces sortes de tumeurs peuvent, en évoluant rapidement, acquérir des dimensions assez considérables. Leur origine méningée me permet de les ranger ici, et de les séparer complètement des tubercules du cerveau.

L'observation suivante en est un bel exemple.

Obs. X (résumée). — Méningite tuberculeuse. — Lésion circonscrite du lobule paracentral à droite. — Hémiplégie gauche. (Fuisans. Bulletin de la Société anatomique, 1877.

D... âgé de 19 ans, entre à l'hôpital Temporaire en mars 1877. Phthisie pulmonaire au troisième degré. Le 13 mars il eut une perte de connaissance qui dura cinq minutes, suivie d'une hémiplégie gauche complète. Cette dernière disparut au bout de dix minutes, si bien que le malade put marcher.

Du 13 au 28 mars, les mêmes accidents reprirent, mais avec une moindre intensité, quatre ou cinq fois; jamais la paralysie n'a été si prononcée que le premier jour.

28 mars. Douleurs dans la jambe gauche, engourdissement du membre ; pendant la marche la jambe traîne.

29. Affaiblissement plus considérable du membre inférieur gauche. Les muscles de la cuisse sont agités de spasmes convulsifs assez réguliers qui soulèvent le genou. Demi-flexion du membre. Pas de contracture. Les deux membres du côté gauche sont faiblement anesthésiés.

31. Le bras gauche s'affaiblit. L'anesthésie y a disparu; elle persiste au contraire dans le membre inférieur, mais à un très faible degré.

2 avril. La paralysie est plus complète, occupe les deux membres gauches, mais est beaucoup plus prononcée dans l'inférieur. Les spasmes ont cessé depuis la veille. Mouvements réflexes de la jambe gauche sensiblement diminués. Ni anesthésie ni analgésie.

Douleurs dans les articulations du côté gauche lorsqu'on fait exécuter des mouvements. Pas de paralysie faciale. Diminution de l'ouïe à gauche.

Abolition complète à droite. Mort le 10 avril sans nouveaux accidents.

Autopsie. Poumons. A droite et à gauche lésions ordinaires de la tuberculose au troisième degré.

Cavernes volumineuses aux deux sommets.

Cerveau. Hémisphère droit. Méningite diffuse, granuleuse, avec un foyer formant une plaque blanchâtre au niveau du lobule paracentral. En incisant ce foyer, on trouve une masse dure, pénétrant dans la substance de ce lobule, s'étendant en dehors sur la partie supérieure des circonvolutions frontale et pariétale ascendantes, et formant une tumeur du volume d'un œuf de pigeon. Elle paraît formée d'une agglomération de granulations tuberculeuses ayant pénétré des méninges dans la substance cérébrale.

Hémisphère gauche. Tubercule cérébral, gros comme un pois, développé dans le pie-mère, mais logé sans y adhérer dans la substance grise de la partie supérieure des circonvolutions frontale et pariétale ascendantes.

Telles sont les altérations qu'on rencontre le plus ordinairement du côté des méninges; néanmoins il y a des exemples de lésions, en apparence moins accusées, ayant déterminé mêmes paralysies. On trouve quelquefois de simples bouquets de granulations tuberculeuses, sans hyperhémie périphérique, sans lésion notable de la substance cérébrale. Dans ces cas, ou bien les paralysies ont dû être passagères, ou bien les lésions de l'écorce cérébrale ont passé inaperçues mais n'en existaient pas moins. J'ai dit en effet que pour M. Rendu, les exsudats et les granulations tuberculeuses ne pouvaient pas seuls déterminer des paralysies durables, et que toujours dans ces cas il devait y avoir des altérations secondaires de la substance cérébrale.

En dehors de ces lésions circonscrites, les méninges peuvent être le siège de granulations tuberculeuses disséminées, mais qui sont restées silencieuses, et n'ont déterminé autour d'elles aucune réaction inflammatoire.

II. *Lésions cérébrales.* — A. *Ramollissement.* Je commencerai par donner les caractères qu'il revêt. Le ramollissement est presque toujours superficiel. Il est disséminé sous forme de foyers le plus souvent multiples, occupant différentes régions des hémisphères, mais particulièrement la zone motrice. Il n'est pas rare d'en rencontrer deux ou trois.

Leur étendue est en général peu considérable. Ils ont le volume d'une noisette ou d'une petite noix. Tantôt plus étendus en surface qu'en profondeur, ils empiètent sur deux circonvolutions voisines et ne s'étendent pas au-delà de la substance grise ; dans des cas plus rares, ils intéressent également la substance blanche dans une faible épaisseur. Leur paroi superficielle est formée par les méninges épaissies opaques ou même suppurées, comme je l'ai dit précédemment. Si on ouvre ce foyer, on y trouve une bouillie diffluente, constituée par la substance cérébrale dissociée. Celle-ci présente une coloration blanche, ou jaunâtre, elle peut même offrir l'aspect du pus au point qu'on a pu croire à l'existence d'un abcès. Si on évacue la cavité en y faisant couler un filet d'eau, toute la partie semi-liquide est entraînée ;

les parois apparaissent alors anfractueuses, laissant flotter dans la cavité des fragments de substance cérébrale qui ne sont plus adhérents que par quelques points. Les parois sont en outre, comme on le verra, le siège d'un piqueté rouge, traces d'hémorrhagies capillaires.

M. Rendu a donné la description exacte des altérations qu'on rencontre au microscope au niveau de ces foyers de ramollissement : « Constamment, dit-il, la substance cérébrale était fort altérée. Tous ses éléments étaient plus ou moins détruits et dissociés, en sorte que l'on apercevait, sous le champ du microscope, des débris de tubes nerveux, des cellules libres, des gouttelettes de myéline, des granulations graisseuses, mais jamais en grand nombre. » (1).

La cause de ces ramollissements partiels serait, pour certains auteurs, l'inflammation propagée des méninges à la substance cérébrale. M. le professeur Hayem (2) pense que c'est là leur origine constante. Il se passerait les mêmes phénomènes que dans le méningite tuberculeuse, mais le ramollissement inflammatoire, au lieu d'être diffus, serait limité et plus profond. M. Rendu soutient au contraire que l'altération des vaisseaux joue le principal rôle. Les vaisseaux afférents aux points atteints seraient oblitérés par suite des modifications que la dégéneresence de leurs parois leur fait subir.

Il paraît rationnel d'admettre que ces deux opinions

(1) Rendu. Loc. cit.

(2) Th., 1868. Des différentes formes d'encéphalite.

sont vraies, en d'autres termes, que suivant les cas, l'inflammation ou l'oblitération vasculaire détermine les lésions. Lorsqu'on trouve des traces de méningite très-manifestes, lorsqu'un exsudat abondant existe sur et entre les circonvolutions, l'inflammation primitive des méningés, propagée à la substance cérébrale, doit être mise en première ligne. Les granulations tuberculeuses ont suivi le trajet du vaisseau et ont déterminé autour d'elles un cercle inflammatoire qui a causé le ramollissement. Sauf la localisation et l'intensité des lésions, ces cas se rapprochent beaucoup de la méningite tuberculeuse; et si au point de vue symptomatique on ne doit pas le décrire sous un même nom, au point de vue anatomique du moins, le terme de méningo-encéphalite localisée est parfaitement justifié.

En résumé, cette première forme anatomique est donc caractérisée 1° par une inflammation intense et localisée des méninges, qui se traduit par un exsudat très-abondant entourant de nombreuses granulations tuberculeuses réunies en foyers. 2° par des foyers multiples de ramollissement superficiel disséminés à la surface des circonvolutions.

Mais il peut arriver qu'on ne rencontre ni granulations tuberculeuses ni exsudats méningés au pourtour des vaisseaux; le ramollissement existe seul. Doit on alors croire à une méningite primitive, à un ramollissement secondaire? N'est-il pas plus rationnel de considérer ce dernier comme primitf. Comme exemple, je rapporterai l'observation suivante :

Obs XI. — Aphasie. — Hémiplégie droite. — Ramollissement rouge de la corne sphénoïdale droite. (Thèse d'agrégation de Lépine, 1875.)

X, âgé de 45 ans, entré le 10 février 1873 à l'hôpital Lariboisière, dans le service de M. Raynaud, pour une péritonite tuberculeuse, avec quelques signes limités de tubercules pulmonaires ; l'état du malade s'améliorait sensiblement, lorsque tout à coup, le 18 avril, il fut pris de phénomènes cérébraux; cependant depuis quelques jours il était triste et taciturne, mais rien ne faisoit prévoir l'état où il se trouve le 18 au matin.

Le malade est dans un délire continuel, il ne reconnaît plus les personnes qui l'entourent, son regard est hébété, il s'y joint un peu de strabisme interne. Le malade veut se lever sans motifs; à ce moment il y a déjà de l'*aphasie* et de l'*hémiplégie droite*, qu s'accusèrent davantage les jours suivants ainsi que les autres phènomènes cérébraux, et qui durèrent jusqu'à la mort survenue dans la matinée du 21 avril.

Le diagnostic porté fut : granulations tuberculeuses des méninges.

Les membranes encéphaliques n'offrent rien de particulier. *On n'y trouve pas de tubercules.* L'hémisphère *gauche* paraît sain, et on ne trouve rien du côté de la troisième circonvolution frontale. Des coupes multiples n'y font découvrir aucune altération pathologique. A *droite*, sur le bord antérieur et externe de la corne sphénoïdale, on trouve un foyer de ramollissement rouge de la grosseur d'une aveline. Le centre de ce foyer a un aspect sanieux, rougeâtre, tandis que les bords sont formés par un piqueté rouge très abondant. La substance blanche du cerveau offre, dans une étendue d'un centimètre environ, une coloration jaune clair. La corne frontale du même côté présente quelques points très superficiels d'encéphalite. Les méninges sont légèrement adhérentes à ces points, et, lorsqu'elles sont enlevées, il reste un petit semis rouge qui ne disparaît pas par le lavage.

A ne considérer que les symptômes, cette observation devrait être intitulée « méningite ultime, » mais l'autopsie ne permet pas de constater de granulation dans les enveloppes du cerveau. Il est regrettable que l'état des vaisseaux n'ait pas été indiqué; quoi qu'il en soit, le ramollissement existait seul.

J'ai déjà fait remarquer que les lésions siègeaient du même côté que les paralysies, qu'elles étaient peu en rapport avec les symptômes, et qu'enfin, malgré l'aphasie, la troisième circonvolution frontale gauche était saine.

Il est certain que, dans ces cas, il se fait des thromboses dans les vaisseaux qui sont atteints de lésions tuberculeuses. Ces lésions ont pour résultat d'épaissir leurs parois, de les rendre inégales et de favoriser la coagulation du sang. « Il s'agit bien là, dit M. Jaccoud, d'une désorganisation de la substance nerveuse produite par l'insuffisance de l'apport sanguin, consécutive à ces lésions vasculaires » (1).

Le ramollissement peut, bien que plus rarement, ne pas être superficiel, occuper les noyaux gris centraux. Rendu a établi que dans la méningite tuberculeuse, il envahit le plus fréquemment le noyau extra-ventriculaire du corps strié. Ce ramollissement central peut être dû aux mêmes causes que celui qui atteint les circonvolutions c'est-à-dire à une thrombose par altération vasculaire, mais il se lie assez souvent aussi à une embolie.

L'embolie cérébrale, chez les terberculeux, a été

(1) Dict. de méd. et de chirurg. pratiques. Art. Méningite tuberculeuse.

signalée par plusieurs auteurs. « De nombreuses considérations, dit M. Perroud (de Lyon) concourent à faire penser que non seulement les embolies aortiques sont possibles chez les phthisiques, mais encore qu'elles doivent être, comme le croit M. Feltz, plus fréquentes qu'on ne l'admet généralement, et que les morts subites ou très rapides par embolie cérébrale ne doivent pas être rares » (1).

Les deux observations suivantes m'ont paru offrir un intérêt tout particulier au point de vue de la nature des lésions.

Obs. XII. — Phthisie pulmonaire chronique. — Hémiplégie droite. — Aphasie. — Ramollissement cérébral. (Colrat. Société médicale de Lyon. Compte rendu dans Lyon médical, 1869).

Il s'agit d'une malade de 30 ans, tisseuse, entrée à l'hôpital de la Croix-Rousse, le 19 mars 1769. A son entrée on constate une hémiplégie gauche avec aphasie, survenue brusquement quelques jours auparavant. Dans les poumons, on rencontre tous les signes d'une phthisie avancée. La mort arrive le 5 avril, et à l'autopsie on note les lésions suivantes : pneumonie caséeuse dans toute l'étendue du poumon droit, caverne de la grosseur d'une noix au sommet du même poumon. Aucune hypertrophie du cœur. Sur la valvule auriculo-ventriculaire gauche existent des végétations polypiformes, dont les plus grosses atteignent le volume d'un grain de maïs. Examinées au microscope, ces concrétions paraissent formées de fibrine. Infarctus multiples dans la rate et les reins. L'hémisphère cérébral droit est le siège d'un ramollissement diffus. Les artères de la base sont saines. L'artère sylvienne est obstruée par une masse fibrineuse analogue comme aspect et

(1) Perroud. Lyon médical, 1870. De la mort subite chez les phthisiques.

comme texture aux végétations trouvées dans le cœur. Derrière cette masse fibrineuse est un caillot de nouvelle formation.

Obs. XIII. — Embolie de l'artère sylvienne gauche. — Tuberculose pulmonaire. (Wannebroucq. Société de médecine du département du Nord, juillet 1879).

Un homme âgé de 45 ans était profondément tuberculeux et voué à une mort prochaine, quand il fut pris subitement d'une paralysie du membre inférieur droit. Le lendemain, parésie de tout le côté droit du corps, hémiplégie faciale avec prolapsus de la paupière supérieure. Au bout de trois ou quatre jours, toute la moitié droite du corps était à l'état de paralysie flasque. En même temps aphasie complète, s'étant faite également d'une manière graduelle. Aucun symptôme de méningite, pas d'affection cardiaque.

A l'autopsie, on trouve une oblitération de la sylvienne gauche, à un centimètre un quart de son origine. L'oblitération était complète. Elle était constituée par un caillot blanc jaunâtre, non autochthone et certainement venu de loin : en effet il se détache facilement des parois qui n'offrent aucune trace d'inflammation.

Du côté des circonvolutions, on ne rencontre qu'un peu de ramollissement de l'insula et de la troisième frontale. En revanche, le noyau lenticulaire gauche est ramolli ainsi que le noyau extraventiculaire et le pied de la couronne rayonnante.

M. Wannebroucq pense que cette embolie a été produite par la migration d'un caillot provenant d'une veine pulmonaire. Je reviendrai sur ce sujet en parlant des lésions vasculaires et des altérations du sang. Quant à le première observation, la cause de l'embolie est manifeste ; elle tenait à la migration d'un caillot parti du cœur ; ceux qu'on rencontrait dans ce dernier étaient dus à la coagulation spontanée du sang et non à des lésions de la valvule mitrale.

L'auteur de l'observation XIII paraît attacher peu d'importance au faible ramollissement de la troisième frontale gauche. Il suffit néanmoins pour expliquer l'aphasie.

M. Poulin a présenté en 1878 à la Société anatomique un cas de paralysie passagère du membre supérieur par oblitération d'une branche de la sylvienne. Le point de départ du caillot embolique a échappé; peut-être s'était-il formé dans le cœur? Cette observation est d'ailleurs fort intéressante à un autre point de vue. L'auteur fait remarquer que, malgré la persistance du caillot dans l'artère oblitérée, la circulation s'était certainement rétablie dans le territoire arrosé par cette artère, puisque la paralysie avait disparu et, qu'à l'autopsie, on ne rencontra aucune trace de ramollissement.

Obs. XIV. — Oblitération par embolie d'une branche de l'artère sylvienne se rendant aux circonvolutions frontale et pariétale ascendantes. — Monoplégie brachiale transitoire. — Rétablissement de la fonction au bout de deux jours.

Le malade qui fait le sujet de cette observation a succombé le 17 décembre 1878 dans le service de M. Blachez, à l'hôpital Necker.

A l'autopsie, on trouva l'écorce cérébrale intacte. Aucun point de ramollissement superficiel au niveau des circonvolutions motrices. En soulevant la partie antérieure du lobe sphénoïdal du côté droit, on aperçoit l'artère sylvienne se divisant tout d'abord en deux branches, l'une postérieure, l'autre antérieure.

La branche postérieure fournit des rameaux aux circonvolutions sphénoïdales. De la branche antérieure, on voit naître deux rameaux qui se portent à la face inférieure du lobe frontal et à la troisième circonvolution rontale. Puis l'artère se bifurque : l'une des branches de bifurcation se porte au fond de la scissure de Sylvius vers le pli courbe; l'autre gagne le sillon rolandique, et là se divise en deux rameaux pour les circonvolutions pré et post rolandiques. Or, juste au niveau de l'éperon qui résulte de la bifurcation de l'artère, on voit un caillot blanc remplissant le calibre du vaisseau et se prolongeant dans les deux branches de bifurcation: celle qui va gagner le sillon de Rolando et celle qui se dirige vers le pli courbe.

Telle est la seule lésion qu'on puisse constater sur ce cerveau.

Le cœur contenait des caillots blancs mais évidemment récents; les poumons présentaient des cavernules nombreuses et étaient remplis de tubercules caséeux.

Voici maintenant les symptômes qui avaient été constatés pendant la vie.

10 décembre. Le malade présente des signes cavitaires aux deux sommets. Affaiblissement extrême dans la matinée. Il veut boire et prend son verre de la main gauche, mais brusquement il le lâche et le bras retombe inerte sur le lit.

Depuis ce moment, paralysie complète du bras gauche, sans contracture, sans anesthésie. Les pulsations de la radiale et de l'humérale sont normales. Il n'y a rien du côté de la jambe. Pas de paralysie faciale.

Le 11 même état.

Le 12. Le malade peut faire quelques mouvements, mais avec difficulté; flexion et extension de l'avant-bras sur le bras et du bras sur le tronc. Tout mouvement de la main et des doigts est impossible.

Le 14. Les mouvements sont revenus également dans la main.

Le 17. Le malade succombe au progrès de la tuberculose pulmonaire.

B. *Hémorrhagies.* Les foyers de ramollissement sont le plus souvent remplis d'une bouillie blanchâtre. Assez souvent on trouve dans la zone qui les avoisine et sur leurs parois mêmes un piqueté rouge plus ou moins abondant. Plus rarement le foyer est occupé par du sang mêlé à la substance cérébrale, à laquelle il communique une teinte rougeâtre ou jaune, ou bien réuni en caillot; ce dernier pouvant être assez volumineux pour remplir complètement la cavité. Il se fait donc dans le point ramolli une hémorrhagie secondaire. Lorsque ce sont des vaisseaux capillaires qui se sont rompus, le sang s'épanche dans leur gaine lymphatique et donne l'aspect moucheté que j'ai signalé. C'est ce que Cruveilhier a désigné sous le nom d'*apoplexie capillaire*. « Si on examine au microscope un de ces petits points hémorrhagiques, on ne distingue d'abord qu'un amas de sang, mais après l'avoir lavé, on voit qu'il présente à son centre un vaisseau capillaire dont la gaine lymphatique est distendue et remplie de sang. Les globules rouges se sont également épanchés en dehors de la gaine » (1). Ces hémorrhagies capillaires reconnaissent pour cause l'augmentation de tension du sang dans les capillaires voisins de la lésion.

Quant aux altérations des parois artérielles, elles donnent bien l'explication du ramollissement, mais je ne pense pas qu'elles puissent seules amener d'hémorrhagie par rupture vasculaire.

Lésions des vaisseaux. On sait que dans la méningite tuberculeuse les granulations se développent surtout au pourtour des vaisseaux. Il suffit de suivre pendant un certain trajet une ramification artérielle (surtout celles de la sylvienne) pour constater que cette dernière est

(1) Cornil et Ranvier. Manuel d'histologie pathol., t. I, p. 64.

accompagnée par des traînées de granulations ; celles-ci peuvent même être en très grand nombre. On s'explique facilement qu'il en soit ainsi lorsqu'on réfléchit que les micrographes considèrent les parois vasculaires comme le point d'origine des granulations tuberculeuses. Elles seraient dues à la prolifération des noyaux de leur gaine lymphatique. Ces altérations ne se rencontrent pas seulement au pourtour des premières branches de bifurcation de la sylvienne, mais elles occupent même des divisions plus petites. On les a désignées sous le nom de *périartérite tuberculeuse*. Cette inflammation a un double résultat : elle amène l'épaississement des parois vasculaires, en même temps elle rétrécit le calibre de l'artère; le sang rencontrera donc un obstacle à sa libre circulation, il se coagulera. Il y aura suspension de la circulation dans une région plus ou moins limitée, puis ramollissement de cette dernière. Il sera toujours facile de distinguer un caillot formé sur place d'un caillot embolique, à cause même de ces lésions du vaisseau qui ont déterminé l'arrêt du sang dans le premier cas tandis que dans le second, une fois le caillot enlevé, on constatera l'intégrité absolue des parois artérielles.

Mais l'engainement des vaisseaux par la matière tuberculeuse n'est pas la seule cause du ramollissement par thrombose. Des exsudats abondants se disposent souvent autour des artères, les entourent et finissent, en les comprimant, par en amener l'oblitération plus ou moins complète. Ils peuvent contenir quelques granulations tuberculeuses, mais celles-ci ne jouent alors aucun rôle dans l'arrêt du sang; ils peuvent aussi varier d'aspect et de nature : tantôt fibrineux, tantôt purulents. Cette abondance d'exsudats se trouve signalée dans l'observation XXVI ; l'artère sylvienne gauche était englobée dans des brides méningées qui la comprimaient. C'est donc une lésion sous la dépendance des granulations tuberculeuses ; mais ici ce sont des produits purement inflammatoires qui occasionnent le ramollissement.

Altération du sang. — Elles ne jouent qu'un rôle secondaire dans les cas de thrombose ; c'est à elles au contraire qu'on doit rapporter la formation du caillot embolique. Les études de Becquerel et Rodier ont démontré depuis longtemps qu'à une période avancée de la tuberculose le sang des malades subit des modifications considérables ; il y a augmentation du chiffre de la fibrine ; celle-ci a en outre une grande tendance à se coaguler spontanément. Un grand nombre de phthisiques présentent des coagulations veineuses des membres; il est naturel de penser qu'il peut s'en former également dans d'autres points de l'économie. D'ailleurs, en l'absence de toute autre cause, on est forcé d'en arriver à cette hypothèse.

Il reste à déterminer les points où elles prennent naissance. MM. Wannebroucq et Perroud croient qu'elles peuvent avoir pour siège une veine pulmonaire. Le premier de ces auteurs, en considérant la fréquence des caillots dans les veines pulmonaires, s'étonne que l'embolie ne se produise pas plus souvent. C'est une supposition qui paraît légitime, mais elle ne s'appuie encore sur aucun fait certain, parce que jusqu'ici on a négligé d'examiner le poumon avec assez de soin dans les quelques observations d'embolie cérébrale dont la cause restait inconnue.

La coagulation du sang dans les veines pulmonaires peut également être favorisée par l'hématose incomplète se traduisant dans les derniers temps de la vie par une dyspnée croissante.

Enfin l'origine du caillot embolique peut être le cœur même. « Le ramollissement s'explique encore, dit Hanot, par des embolies venues de végétations inopexiques déposées sur les valvules du cœur. » (1) Dans l'observation XII, ces végétations revêtaient une forme spéciale, elles étaient constituées par de la fibrine; la valvule auriculo-ventriculaire n'était pas malade. C'est le seul cas où ces concrétions aient été nettement décrites, on pourrait cependant admettre le même point de départ dans l'observation XIII.

En résumé, on peut trouver, chez les tuberculeux morts d'accidents cérébraux, des lésions des hémisphères très différentes les unes des autres, mais ayant déterminé toutes des paralysies plus ou moins étendues. Généralement on constate un ramollissement superficiel avec inflammation localisée des méninges; d'autres fois le ramollissement est dû à des altérations vasculaires ayant occasionné des thromboses ; enfin la coagulation du sang soit dans le cœur, soit dans le poumon peut donner lieu à un caillot embolique.

Lorsque les lésions sont superficielles et qu'elles tien-

(1) Hanot. Dict. de méd. et de chirurg. pratiques. Art. Phthisie, p, 316.

nent à une méningo-encéphalite tuberculeuse localisée ou à une altération primitive des vaisseaux, elles occupent de préférence la zone motrice. Cette région est, en effet, irriguée par les ramifications de la sylvienne, et l'on sait que c'est surtout autour de cette artère que se forment des granulations tuberculeuses. De même le ramollissement peut occuper les noyaux gris centraux et, dans ces cas, le noyau lenticulaire du corps strié est signalé par M. Rendu (1) comme étant le plus souvent atteint. C'est donc aussi en suivant les branches de l'artère cérébrale moyenne que l'altération tuberculeuse arrivera jusqu'à ces régions, puisque tout le noyau extra-ventriculaire du corps strié reçoit le sang de la sylvienne.

Quant aux embolies, elles peuvent déterminer des lésions superficielles ou profondes; elles sont d'ailleurs beaucoup moins fréquentes que la méningite localisée et la thrombose; elles n'en offrent pas moins un intérêt très grand, tant au point de vue de ramollissement qu'elles déterminent, qu'à celui de leur cause et de leur origine.

Il me reste à rechercher s'il existe un rapport exact dans les observations entre les symptômes notés pendant la vie, et les lésions qui ont été trouvées à l'autopsie. Malheureusement, dans beaucoup de cas, les limites du ramollissement sont mal indiquées. J'ai d'ailleurs dressé un tableau qui pourra donner à ce sujet d'utiles renseignements.

(1) Rendu. Loc. cit., p. 81.

TABLEAU INDIQUANT LES SYMPTOMES DES PARALYSIES, LEUR TERMINAISON ; LA NATURE ET LE SIÈGE DES LÉSIONS.

E : V.	NATURE DE LA LÉSION.	SIÈGE.	LÉSIONS PULMONAIRES.	SYMPTOMES.	TERMINAISONS.
I	Méningo encéphalite tubercul localisée. Foyers multiples de ramollissement. Hémorrhagie.	Lobule paracentral. Partie moyenne de la circonvol. frontale ascend. Corne sphénoïdale	Infiltration tuberculeuse des deux poumons. Cavernes aux sommets.	Hémiplégie gauche incomplète sans paralysie faciale. Attaque apoplectique.	Mort au bout de 5 jours.
II	Tuberculose méningée en plaque sans méningo-encéphalite.	Partie inférieure de la scissure de Rollando gauche.	Infiltration tuberculeuse des deux poumons. Quelques noyaux caséeux.	Parésie du membre supérieur droit. Hémiplégie faciale inférieure droite.	Mort au bout d'un mois.
III	Méningo-encéphalite tuberculeuse localisée.	Lobule paracentral et partie supérieure des circonvol. frontale et pariét. ascendantes droites.	Granulations tuberculeuses dans les deux poumons.	Monoplégie inférieure droite puis hémiplégie incomplète.	Mort au bout de 5 jours.
IV	Méningite suppurée avec tubercules.	Circonv. front. et pariét. ascend. gauches, surtout près du lobule paracentral.	Tubercules (sans autre indication).	Paralysie transitoire du bras droit	Durée non indiquée.
V	Foyers de ramollissement jaune sans granulations tuberculeuses.	Circonvol. frontale ascendante droite vers le tiers sup. Lobule pariétal et lobule du pli courbe.	Cavernes aux deux sommets.	Hémiplégie gauche incomplète, puis monoplégie brachiale. Aphasie.	Durée 22 jours. Disparition complète de la paralysie.
VI	Tubercule méningé. Ramollissement périphérique. Foyer hémorrhagique.	Partie post. et sup. des circonvol. front. ascend. et pariét. ascend. droite, lésion de la subst. blanch.	Cavernes pulmonaires.	Paralysie des extenseurs de l'avant-bras gauche sans troubles de la sensibilité.	Mort. Durée non indiquée.
VIII	Vaste foyer de ramollissement sans lésion des méninges.	Partie supérieure de l'hémisphère gauche.	Tubercules pulmonaires à diverses périodes de ramollissement.	Hémiplégie droite progressive (motilité et sensibilité). Hémiplégie faciale.	Mort au bout d'un mois.
X	Méningo-encéphal. tuberculeuse.	Lobule paracentral.	Cavernes aux deux sommets.	Hémiplégie gauche progressive.	Mort au bout de 15 jours.
XI	Ramollissement rouge sans granulations tuberculeuses.	Corne sphénoïdale droite.	Granulations tuberculeuses disséminées.	Aphasie. Hémiplégie droite.	Mort au bout de 3 jours.
XII	Embolie de la sylvienne droite. ramollissement diffus.	Hémisphère droit.	Pneumonie caséeuse. Cavernes au sommet droit.	Hémiplégie gauche avec aphasie.	Mort au bout d'environ 15 jours.
XIII	Embolie de la sylvienne gauche. ramollissement.	Insula et 3e front. gauche. Corps strié, pied de la couronne rayonnante gauches.	Tuberculose avancée.	Hémiplégie droite avec paralysie faciale. Aphasie.	Mort. Durée non indiquée.
XIV	Embolie d'une branche de la sylvienne se rendant aux circonvol.	Aucune lésion de l'écorce cérébrale.	Cavernes pulmonaires.	Monoplégie brachiale gauche sans anesthésie.	Rétablissement de la fonction au bout de 2 jours.

XVII	Méningo-encéphalite tuberculeuse localisée. Hémorrhagie cérébrale.	Partie médiane de la circonvol. frontale ascendante droite.	Cavernes pulmonaires.	Attaques épileptiformes. Hémiplégie gauche complète.	Mort au bout de [illegible]
XVIII	Méningo-encéphalite tuberculeuse.	Voisinage du sillon de Rolando droit.	Tubercules en voie de ramollissement.	Hémiplégie gauche complète.	Mort au bout de 24 heures.
XIX	Granulations tuberculeuses sans foyer de ramollissement.	Entre la circonvolution frontale ascendante et la scissure parallèle sur les deux hémisphères.	Granulations tuberculeuses. Cavernes.	Hémiplégie droite. Hémiplégie faciale incomplète.	Mort au bout de 24 heures.
XX	Méningite. Pas de granulations tuberc. ni de lésion du cerveau.	Scissure sylvienne.	Cavernes pulmonaires aux deux sommets.	Hémiplégie gauche complète.	Mort au bout de 48 heures.
XXI	Ramollissement rouge sans méningite tuberculeuse.	Circonvol. frontale ascendante, partie supérieure de la pariétale ascend. et lobule paracentral gauches.	Tubercules à divers degrés de ramollissement. Cavernes.	Paralysie des membres supérieur et inférieur droits.	Mort au bout de 7 jours.
XXII	Ramollissement sans granulations tuberculeuses.	Tiers moyen des circonvolutions frontale et pariétale ascendantes droites.	Broncho-pneumonie tuberculeuse.	Monoplégie du membre supérieur gauche. Hémiplégie faciale.	Mort au bout de 3 jours.
XXIII	Ramollissement jaune.	Limité aux circonvol. surtout au niveau du lobe sphénoïdal envahissant le frontal et l'occipital.	Lésions tuberculeuses avancées des deux poumons.	Hémiplégie gauche incomplète (mouvement et sensibilité.)	Mort au bout de 3 jours.
XXIV	Ramollissement. Hémorrhagies capillaires.	Non indiqué. Limité aux circonvolutions.	Masses tuberculeuses aux deux sommets.	Attaques épileptiformes. Hémiplégie droite complète.	Mort au bout de 6 jours.
XXV	Méningo-encéphalite tuberculeuse. Foyers multiples de ramollissement.	Région pariétale gauche.	Lésions tuberculeuses avancées.	Paralysie des muscles animés par le radial droit, puis monoplégie complète, hémiplégie faciale droite.	Mort au bout de 2 jours.
XXVI	Méningo-encéphalite tuberculeuse localisée. Exsudats méningés abondants. Ramolliss.	Lobe antérieur gauche du cerveau. Le siège n'est pas précisé.	Pneumonie caséeuse. Cavernes des deux poumons.	Hémiplégie faciale droite. Aphasie.	Mort au bout d'un mois et demi.
XXVII	Méningo-encéphalite tuberculeuse. Foyers de ramollissement rouge. Hémorrhagies capill.	Partie supérieure de l'hémisphère gauche.	Cavernes dans les deux poumons.	Hémiplégie droite complète à marche progressive.	Mort. Durée des accidents non indiquée.
XXVIII	Deux foyers de ramollissement.	Couche optique et noyau intraventricul. du corps strié droit.	Cavernes aux deux sommets.	Hémiplégie gauche sans paralysie faciale, avec anesthésie.	Mort. Durée 15 jours.
XXIX	Poussée de granulations tuberculeuses des méninges et des circonvolutions. Encéphalite.	Voisinage de la scissure de Sylvius du côté droit et lobe frontal droit.	Infiltrations tuberculeuses des deux poumons.	Hémiplégie progressive du côté gauche. Hémiplégie faciale. Diminution de la sensibilité.	Mort. Durée environ 15 j.

NOTA. — Les observations non suivies d'autopsie n'ont pas été rapportées ici.

Dans quelques cas, l'autopsie n'a pas fourni les résultats qu'on était en droit d'attendre : ainsi dans l'observation XX, le malade avait eu une attaque apoplectique, une hémiplégie gauche; et cependant on ne trouva ni altération de la substance cérébrale, ni même de granulations tuberculeuses. De même dans l'observation XI, les lésions étaient peu profondes et siégeaient du même côté que l'hémiplégie, celles même qu'on rencontrait sur l'hémisphère droit paraissaient insuffisantes pour expliquer les symptômes.

DIAGNOSTIC

Je ne parlerai que fort peu du diagnostic des paralysies avec la méningite tuberculeuse. J'ai déjà montré en quoi ces deux affections différaient : intégrité des facultés intellectuelles, absence de vomissements, début brusque sans prodromes ou après quelques symptômes prémonitoires, qui ne ressemblent en rien aux prodromes de la méningite : tels sont les caractères qui me paraissent ne pas permettre la confusion.

Beaucoup plus difficile est souvent le diagnostic de ces accidents avec l'hémorrhagie cérébrale. Lorsque le début est marqué par une attaque apoplectique, que la perte du mouvement est étendue aux membres supérieur et inférieur, il est impossible d'établir une distinction, et on sera fatalement conduit à un diagnostic erroné si l'on n'a pas soin d'examiner la poitrine. Lorsque l'hémiplégie est incomplète, ou bien qu'il existe seulement une monoplégie, sans attaque antérieure, il sera en général plus facile d'éloigner l'idée d'une hémorrhagie cérébrale, surtout si les accidents ont eu un début lent et progressif ; mais la cause de ces derniers échappera encore.

Il faut donc dans ces cas avoir recours à l'auscultation des poumons. Dans l'immense majorité des cas, elle donnera des renseignements suffisants pour qu'on puisse rattacher la complication cérébrale à la maladie primitive : nous verrons en effet que c'est habituellement à la troisième période de la phthisie pulmonaire qu'on observe ces paralysies. Cependant il n'en est pas toujours ainsi : quelquefois l'auscultation ne fait découvrir que fort peu de signes aux deux sommets ; la tuberculose pulmonaire est au début; alors il est presque impossible d'éviter une erreur. C'est ce cas qui s'est présenté chez le malade de M. Hardy (observation II); aussi la nature de la lésion avait-elle échappé : on avait cru à une thrombose artérielle par athérome.

Ce que je viens de dire à propos de l'hémorrhagie cérébrale s'applique également au ramollissement. Certaines formes de ce dernier se rapprochent encore plus par les symptômes des paralysies que j'étudie. Elles se caractérisent en effet par de la céphalalgie, des vertiges habituels, des fourmillements, des paralysies à marche progressive; mais, en général, l'évolution est beaucoup plus lente.

Bien qu'ils puissent exceptionnellement évoluer rapidement, les tubercules cérébraux ont en général une marche chronique.

Quant aux tubercules des méninges, j'ai montré que la cause des paralysies pouvait être due à la pénétration dans la substance cérébrale de productions tuberculeuses, développées primitivement dans les enveloppes des hémisphères; ces cas rentrent donc dans le cadre de ce travail; mais, beaucoup plus souvent, les symptômes qu'ils déterminent sont presque identiques à ceux des tubercules cérébraux.

A côté des paralysies frappant soit un membre, soit les deux membres du même côté, on observe aussi chez les phthisiques de véritables paraplégies. M. Peter rapporte l'exemple suivant :

« En mai 1864, une dame dont je surveillais attenti-
« vement la maladie, qui était une phthisie chronique
« fébrile continue, se plaignit un jour d'être depuis
« peu privée de l'usage de ses jambes. J'attribuai le fait
« à sa faiblesse générale; mais la malade distinguait
« parfaitement entre sa faiblesse antérieure et son
« impotence actuelle, qu'elle disait être de la paralysie.
« Je l'invitai alors à se lever devant moi, ce qu'elle fit
« avec l'aide de ses femmes, et, malgré leur assistance,
« elle tomba aussitôt : elle était paraplégique. Quatre
« jours après, elle mourait de sa phthisie. »

Je crois que cette abolition de mouvements dans les membres inférieurs se lie à des lésions de la moelle, et qu'il serait difficile de la confondre avec les paralysies d'origine cérébrale; cependant si les mêmes phénomènes se rencontraient exclusivement dans les membres

1) Peter. Clinique médicale, t. II, p. 381.

supérieurs, comme cela a été vu, peut-être y aurait-il lieu de chercher les lésions du côté des hémisphères.

Les malades atteints de tuberculose pulmonaire accusent des douleurs le long des membres; ils peuvent également présenter des troubles de motilité qui ne reconnaissent pas comme cause des lésions centrales. Ces troubles périphériques de sensibilité et de motilité ont été étudiés par différents auteurs, notamment par M. Leudet (de Rouen) (1), et par M. Perroud (de Lyon) (2). Ils sont assez fréquents d'ailleurs et pourraient être confondus avec les phénomènes douloureux qui précèdent les paralysies par lésion cérébrale, et avec ces dernières.

Afin de mieux faire remarquer les différences qui séparent ces accidents, je rapporterai l'observation suivante :

Obs. XV (personnelle). — Phthisie pulmonaire à marche chronique. — Douleurs dans le membre supérieur gauche. — Parésie de la main et du membre.

R. (Joséphine), âgée de 27 ans, repasseuse, entre le 2 septembre 1879, salle Sainte-Thérèse, 13 (Hôpital Necker, service de M. le Dr Blachez), Elle a été bien portante jusqu'au mois de février 1878. Elle a eu trois enfants, l'un est mort de méningite, à l'âge de cinq ans. A la suite d'un refroidissement, elle eut une bronchite qui s'est prolongée pendant longtemps ; depuis elle n'a pas cessé de tousser. Au mois d'octobre elle a commencé à maigrir. Sueurs nocturnes.

(1) Leudet Arch. génér. de méd., 1864, et Mémoire lu à l'Association française, 26 avril 1878.

(2) Perroud, Lyon médical, 1873.

3 septembre. Enrouement très marqué, amaigrissement considérable, pas d'accès de fièvre vespéraux, toux fréquente, expectoration opaque, verdâtre, abondante. Intégrité des fonctions digestives. — Auscultation et percussion. Matité aux deux sommets en avant et en arrière. Sous le clavicule droit respiration rude, gros râles humides. Sous le clavicule gauche, souffle caverneux, gargouillement. En arrière aux deux sommets, mêmes signes, plus prononcés à droite qu'à gauche.

6 septembre. La malade se plaint d'un point douloureux à la partie supérieure de l'épaule gauche ; lorsqu'on presse sur cette région la douleur s'exaspère. En dehors des apophyses épineuses des vertèbres cervicales inférieures du côté gauche on trouve également un point douloureux ; les mouvements du cou sont pénibles. Les veines superficielles du bras gauche paraissent peu développées, celles de la paroi pectorale sont au contraire très dilatées. Douleur à la pression suivant le trajet des vaisseaux et nerfs du bras. Aucun œdème du membre. En outre cette femme éprouve dans tous le membre supérieur gauche des fourmillements qui l'empêchent de dormir.

Tous ses symptômes se sont développés en une nuit. Depuis lors, il n'y a eu aucune rémission. Lorsqu'on examine attentivement la malade, on observe que la sensibilité du bras n'a subi aucune modification. Diminution notable de la force du membre supérieur, la main ne serre pas aussi énergiquement que celle du côté opposé; elle est tellement faible que le moindre objet ne peut être tenu pendant quelques instants sans déterminer un effort considérable.

Les mêmes symptômes persistèrent jusqu'à la mort survenue le 18 septembre.

A l'autopsie, je ne découvris aucune lésion appréciable des nerfs, mais la veine axillaire et une partie de la veine sous-clavière étaient complètement obstruées par un caillot fibrineux. Dans les veines des bras, caillots cruoriques.

La plupart du temps, ces troubles moteurs périphériques sont beaucoup moins prononcés que ceux qui ont une origine centrale ; presque toujours c'est plutôt une parésie qu'une véritable paralysie ; le membre est affaibli, mais il conserve encore en partie ses fonctions. En outre, les douleurs, les fourmillements sont toujours très accusés, ils existent surtout sur la trajet des nerfs ; souvent il y a de l'œdème du membre par gêne de la circulation veineuse. Enfin la parésie ou la paralysie ne présente pas la persistance ni la durée des troubles moteurs d'origine centrale. A part les quelques cas de paralysies transitoires dont j'ai parlé, ces derniers viennent lentement, mais, une fois établis, ils durent jusqu'à la mort, tandis que les troubles moteurs périphériques peuvent diminuer ou disparaître au bout de fort peu de temps. C'est ce qui résulte de la comparaison attentive des observations.

Quand la paralysie est dissociée, on pourrait penser à une lésion d'un tronc nerveux. Mais il est rare que la paralysie soit exactement limitée aux muscles innervés par un nerf. Certains muscles sont épargnés, ou au contraire l'abolition du mouvement s'étend plus loin ; elle dépasse pour ainsi dire les régions animées par ce nerf. Ainsi, dans l'observation VI, les mouvements de flexion de l'avant-bras sur le bras, bien que conservés, sont plus faibles que ceux du côté opposé ; il y avait paralysie complète des extenseurs. Le plus souvent, d'ailleurs, la paralysie ne reste pas dissociée ; elle envahit le reste du membre, et, au bout de peu de temps, on se trouve en présence d'une monoplégie (observation XXV).

Enfin s'il n'était pas possible d'après les donnés précédentes d'établir le diagnostic, si la paralysie était tellement limitée qu'on ne pût en reconnaître l'origine, l'électrisation lèverait tous les doutes ; « elle témoignerait, par sa réaction, de la qualité cérébrale de la paralysie (1) ». En effet dans les lésions profondes d'un nerf, elle est constamment abolie, tandis qu'elle est intacte dans le cas de lésion centrale.

PRONOSTIC.

Le pronostic des accidents que je viens d'étudier est toujours fort grave.

Ces complications surviennent presque toujours à une période avancée de la phthisie, alors qu'il existe dans les poumons soit des tubercules en voie de ramollissement, soit même des cavernes.

Elles ne font donc le plus souvent que hâter la mort des malades.

Celle-ci peut survenir pendant la première attaque d'apoplexie , ou après une seconde ou une troisième ; entre ces crises, l'amaigrissement fait de rapides progrès, les forces diminuent, l'hémiplégie se complète.

Lorsque la paralysie a un début moins brusque, qu'elle est très limitée, la vie peut se prolonger pendant quelque temps encore : mais on doit craindre l'extension des troubles moteurs, ou l'apparition d'une attaque.

Cependant quelques malades ne succombent qu'aux progrès de la tuberculisation pulmonaire.

Enfin dans certains cas, la paralysie survient à une

(1) Landouzy. Loc. cit.

époque où les lésions des poumons sont peu avancées; elle semble néanmoins avoir une influence funeste sur la maladie et en précipiter la terminaison.

OBSERVATIONS

Obs. XVI (personnelle). — Phthisie pulmonaire chronique. — Attaque apoplectique. — Hémiplégie gauche.

S..., âgé de 66 ans, balayeur, entre le 6 octobre 1877 dans le service de M. le Dr Empis, à l'Hôpital de la Charité. Il tousse depuis quatre mois environ, a eu une hémoptysie peu abondante il y a trois mois ; à partir de cette époque il a commencé à maigrir. A son entrée on trouve une légère diminution du son en arrière et en haut de la poitrine, vers les sommets. Râles sous-crépitants peu abondants, disséminés dans toute la hauteur des poumons, plus fins et plus nombreux aux deux sommets. Expectoration des crachats jaunâtres.

L'état du malade resta le même jusqu'à la fin du mois d'octobre ; néanmoins on remarquait qu'il s'amaigrissait un peu. Vers cette époque il commença à avoir des sueurs nocturnes et des accès de fièvre vespéraux.

Dans les premiers jours de novembre il attira l'attention sur sa main gauche qui, disait-il, lui paraissait lourde et maladroite depuis quelque temps; s'il portait avec cette main son verre il le faisait avec peine. De plus il accuse de l'engourdissement dans tout le membre supérieur droit et surtout dans les doigts. La main droite avait d'ailleurs beaucoup moins de force que la gauche. L'extension des doigts s'exécutait lentement. La température comparative des deux mains ne différait pas. La sensibilité était notablement diminuée dans tout le membre supérieur droit (sensibilité au tact, à la douleur et à la température). Les bras et l'avant-bras présentaient la même diminution de force que la main.

Cet état dura quelques jours sans amélioration ; mais la santé du malade s'altérait de plus en plus ; l'appétit était presque nul; l'amaigrissement faisait des progrès rapides ; les râles des sommets devenaient plus gros et indiquaient que les tubercules étaient à la période de ramollissement.

Le 9 novembre, S... eut une attaque: il ne perdit pas complètement connaissance mais la parole devint presque impossible; la commissure labiale gauche était abaissée; la langue deviée. Cette attaque dura environ une heure, après quoi l'on s'aperçut que S. était paralysé du côté gauche; le bras et la jambe gauches ne pouvaient exécuter presque aucun mouvement; la sensibilité était notablement diminuée de ce côté. Pendant l'attaque il y avait eu évacuation involontaire d'urine et des matières fécales.

La journée et la nuit du 10 se passèrent sans aucun changement dans l'état du malade.

Le 11. Paralysie complète du côté gauche. Pas de tremblement ni de convulsion.

La température des membres paralysés ne diffère en rien de celle des membres sains.

Le pouls est à 100.

Le 13, même état. Gros râles muqueux dans les deux fosses sus-épineuses.

Le malade meurt dans le coma le 18 novembre.

L'autopsie n'a pu être pratiquée.

Obs. XVII. — Méningo-encéphalite tuberculeuse localisée. — Hémorrhagie cérébrale. (Joffroy et Lepiez, Société anat., 1871.)

Le nommé X..., âgé de 26 ans, entre à l'hôpital Lariboisière dans les premiers jours de juillet 1871, salle Saint-Henri, n° 22, service M. Duplay. Il présente tous les signes de la tuberculose pulmonaire à une période avancée. Matité des deux fosses sus-épineuses plus accusée à gauche; matité également des deux côtés dans la région sous-claviculaire. A l'auscultation on entend, au niveau du sommet gauche, du souffle, du gargouillement, de la pectoriloquie et au sommet droit, des râles humides nombreux dans les deux temps de la respiration. Comme signes généraux on note un amaigrissement notable, des sueurs nocturnes et des accès fébriles irréguliers.

Les voies digestives sont en bon état, l'appétit à peu près conservé; jamais de diarrhée. Le malade est en outre atteint d'adénites axillaires et sous-maxillaires volumineuses du côté gauche. Un ganglion sous-maxillaire ayant suppuré a laissé après lui une fistule.

L'état général et local se maintient de même jusqu'au 3 septembre. Mais dans la journée, sans aucun symptôme prodromique, le malade eut une attaque épileptiforme, caractérisée par une perte de connaissance et des convulsions générales. Le lendemain matin il se plaint seulement d'un violent mal de tête au niveau de la région frontale et d'une grande lassitude. Mais il n'existe pas de paralysie ; la parole et l'intelligence sont intactes. Le 5 septembre, dans l'après-midi, nouvelle attaque à la suite de laquelle on constate une légère hémiplégie gauche. La face n'est nullement déviée, céphalagie frontale très vive. Le malade est plongé dans une somnolence dont on a peine à le tirer. Plusieurs attaques ont encore lieu dans la soirée du 5 et la nuit suivante. Le 6 au matin le malade est dans le coma ; il y a une hémiplégie complète à gauche avec flaccidité des membres ; hémiplégie faciale du même côté ; pas de déviation des yeux. Le malade meurt le 7 septembre à 6 heures du matin.

A l'*autopsie* on trouve une veste caverne dans le sommet du poumon gauche, qui renferme dans toute son étendue des tubercules à différents degrés de leur évolution. A part les cavernes pulmonaires, on trouve le mêmes lésions dans le poumon droit. Les autres organes thoraciques et abdominaux ne présentent rien d'important à signaler.

Rien dans l'isthme de l'encéphale ni dans l'hémisphère cérébral gauche.

Sur la surface convexe de l'hémisphère cérébral droit, on remarque, au niveau de la partie médiane de la circonvolution marginale antérieure, dans un espace grand comme une pièce de 5 fr., un dépôt assez abondant de granulations tuberculeuses dans la pie-mère qui adhère intimement à la substance cérébrale. Une coupe verticale, pratiquée à ce niveau, montre qu'au-dessous la substance cérébrale indurée est infiltrée de granulations tuberculeuses. Il y a là comme une sorte de cône mal limité de substance indurée pénétrant dans l'encéphale. A la périphérie la substance est un peu ramollie et jaunâtre.

On remarque au niveau de cette encéphalite tuberculeuse localisée deux foyers hémorrhagiques. Un premier siège dans la substance indurée et consiste en apoplexie capillaire; ce foyer a environ le volume d'une noisette. A côté, mais dans un point où la substance cérébrale présentait un accroissement de consistance moindre, on aperçoit un second foyer d'hémorrhagie. Il y a un caillot sanguin, gros comme une noix, renfermé dans une cavité limitée par la substance cérébrale dilacérée.

A l'œil nu on remarque dans ce foyer d'encéphalite des vaisseaux à parois très épaisses.

L'examen microscopique a montré qu'il s'agissait d'un foyer d'encéphalite tuberculeuse. C'est surtout autour des vaisseaux que la production des granulations tuberculeuses est la plus abondante. Les vaisseaux, ainsi entourés par un véritable manchon de matière tuberculeuse, présentent un épaississement considérable de leurs parois avec rétrécissement de leur calibre. Sur des coupes minces, on voit que certains vaisseaux ainsi rétrécis sont oblitérés par des caillots sanguins.

Autour du noyau induré d'encéphalite tuberculeuse, la substance blanche, un peu ramollie, était le siège d'une abondante production de noyaux, au milieu desquels on voyait des corps granuleux.

Les veines des méninges au pourtour du foyer tuberculeux ne sont pas oblitérées.

Obs. XVIII. — France médicale, 1877. Deschamps, interne.

Clad..., 45 ans, entre le 10 octobre 1876 à l'hopital St-Antoine, salle saint Eloi, n° 4 (service de M. Constantin Paul). Il est atteint d'une tuberculisation pulmonaire ayant envahi tout le poumon droit et une partie du poumon gauche.

14 janvier. Dans l'après-midi, le malade est pris subitement de convulsions et d'une parésie du bras gauche; la sœur du service raconte alors que, vers le 3 ou 4 janvier, il aurait tout à coup perdu l'usage de la parole, et présenté des mouvements convulsifs dans le membre supérieur gauche. Mais ces phénomènes ont été très fugaces et nous n'avons pu les constater.

Le 15. A la visite du matin, le malade est dans l'état apoplectique, il n'a plus la notion du monde extérieur, la respiration est profonde, suspirieuse, avec du râle trachéal.

Le membre inférieur gauche est privé complètement de mouvement et de sensibilité, il en est de même du membre supérieur, mais celui-ci est légèrement contracturé et résiste quand on cherche à l'étendre. Du côté gauche les membres de la face sont paralysés, et la sensibilité est considérablement diminuée; la langue paraît déviée vers la gauche.

On note en outre de l'incontinence d'urine et des matières fécales.

M. Constantin Paul diagnostique une plaque de méningite ultime chez un tuberculeux, il pense que cette lésion siège au niveau des circonvolutions ascendantes dans l'hémisphère droit, et intéresse à la fois les centres moteurs de la face et des membres du même côté.

Le 15 soir. Même état; un peu de photophobie, les pupilles se contractent à la lumière. La malade meurt à 9 heures du soir.

Autopsie. — Aucune adhérence de la dure-mère aux autres membranes. Pas d'hémorrhagie méningée.

La pie-mère est congestionnée; à droite on trouve, au niveau des scissures, sur la face convexe de l'hémisphère, de petits amas blanchâtres qui sont des granulations tuberculeuses. Ces néoformations sont disséminées dans la pie-mère qui s'enlève facilement, mais dans un point voisin du sillon de Rolando, elle entraîne avec elle des portions de substance cérébrale. La surface des circonvolutions présente des petits points rouges qui sont les orifices des vaisseaux. A gauche on constate des lésions identiques, et dans les mailles même de la pie-mère se trouve un liquide séreux qui s'écoule lorsqu'on incise cette membrane.

Les ganglions cérébraux (corps opto-striés), les pédoncules, la protubérance, le bulbe, sectionnés en couches minces, ne présentent absolument rien d'anormal.

Au sommet gauche on trouve des masses tuberculeuses en voie de ramollissement. Dans le poumon droit les lésions sont plus anciennes et plus avancées. Le sommet présente plusieurs excavations tuberculeuses.

Obs. XIX. — France médicale, 1877. — Deschamps, interne.

P..., 35 ans, entre à la salle saint Eloi (service de M. C. Paul) pour une phthisie pulmonaire assez avancée, avec aphonie et cavernes au sommet droit. Après des alternatives d'amélioration et d'aggravation il est envoyé à Vincennes dans le mois de mars 1877. Il en revient quelques jours après avec un érysipèle dont la marche est très bénigne.

Mais le 1er avril 1877, bien qu'il prît chaque soir une pilule d'opium, il se plaint de ne pouvoir dormir; en outre il est un peu agité et plus bruyant que d'habitude.

Le 3, on le trouve dans l'état suivant : il répond à peine aux questions qu'on lui adresse, la parole est embarrassée, confuse, la langue se meut difficilement. En même temps on constate une hémiplégie motrice droite, sans trouble de la sensibilité.

L'hémiplégie porte à la fois sur les deux membres et sur la face, mais le facial supérieur est indemne ; en effet, le front se plisse des deux côtés, et les paupières se ferment aussi bien à droite qu'à gauche. En outre, le malade regarde du côté opposé à la paralysie, mais sans rotation de la tête.

Il meurt dans le coma à 5 heures du soir.

Autopsie. — La pie-mère présente une teinte blanchâtre et paraît un peu épaissie. Ces épaississements, plus accusés autour des vaisseaux, présentent, en certains points, des granulations tuberculeuses, et cet aspect de la pie-mère est surtout marqué dans une région limitée en avant par la circonvolution frontale ascendante, et en arrière par la scissure parallèle. Ces lésions paraissent identiques sur les deux hémisphères comme aspect et comme distribution.

Pas d'épanchement ventriculaire. Dans le poumon gauche on trouve, à la partie inférieure, des tubercules miliaires au milieu d'un tissu congestionné. Dans le lobe supérieur, les granulations sont confluentes, mais non encore ramollies.

Le sommet du poumon droit était attaché à la paroi thoracique par des adhérences pleurales anciennes. On y voit plusieurs cavernes variant comme dimensions d'une noisette à une noix, et autour d'elles des masses tuberculeuses en voie de ramollissement.

Le lobe inférieur ainsi que le lobe moyen sont farcis de granulations au milieu d'un tissu sclérosé.

Obs. XX. — Tuberculose chronique. — Apoplexie. — Hémiplégie gauche.
(Communiquée par mon ami Chambard, interne des hôpitaux.)

Louis C..., âgé de 40 ans, entre le 24 décembre 1878 à l'hôpital Necker (salle Saint-Jean, service de M. le Dr Ollivier), se présente avec tous les signes d'une tuberculose pulmonaire avancée. L'auscultation et la percussion fournissent les signes suivants ; en avant, sous la clavicule droite : matité, craquements humides, souffle caverneux et gazouillement; sous la clavicule gauche, craquements gros et nombreux avec une matité moindre qu'à droite; gargouillement et souffle caverneux à droite avec pectoriloquie. Râles humides dans toute la hauteur du poumon. A gauche craquements secs au sommet, râles humides moins abondants qu'à droite dans toute la hauteur du poumon.

A ces signes physiques se joignent un amaigrissement considérable, des sueurs, des douleurs intercostales, et enfin une expectoration mucoso-purulente abondante.

Le 28 janvier 1879, sans aucun phénomène prodromique, sans céphalalgie antérieure, le malade est tout à coup frappé d'hémiplégie. Voici ce que ses voisins racontent : A cinq heures et demie il se tourne du côté gauche et s'écrie : « je suis perdu, c'est la paralysie ; je ne pourrai plus travailler. » Et en effet, il ne pouvait remuer ni le bras ni la jambe gauches. Il n'a pas perdu un seul instant connaissance ; sentait bien quand on pinçait son bras ou sa jambe gauches, mais ne pouvait leur communiquer le moindre mouvement.

A huit heures du soir il commence à divaguer, gesticule avec son bras droit, prononce des paroles incohérentes. La nuit se passe dans cet état d'agitation et de délire. A cinq heures du matin il tombe dans le coma.

Le 29 janvier on trouve le malade dans l'état suivant : il est dans le décubitus dorsal, la peau chaude, la face couverte de sueur. Il n'a aucune connaissance ; les yeux sont fermés ; les pupilles dilatées ; pas de déviation conjuguée des yeux. La moitié gauche de de la face est paralysée : la narine affaissée, la joue se gonflant à chaque inspiration. Hémiplégie flasque du côté gauche. Cependant, lorsqu'on pince fortement le membre, le bras gauche exécute encore quelques mouvements. Sensibilité notablement diminuée du côté gauche. Pas de contractures. Pouls, 152. Température axillaire droite, 38°,8, gauche 39°,4. Respirations, 48.

Le soir, même état. Résolution complète. Pas de délire dans la journée. Strabisme supérieur. Mort dans la soirée. Quelques heures avant le pouls restait à 152. Température axillaire droite, 39°,9. Axillaire gauche, 39°,6.

Autopsie. Epaississement de l'arachnoïde qui est opaline dans l'espace arachnoïdien antérieur, dans l'espace interpédonculaire et au niveau des scissures sylviennes. Pas de granulations tuberculeuses appréciables. Pas de lésions de la substance cérébrale. Lésions tuberculeuses avancés des poumons.

Obs. XXI (résumée). — Tuberculisation généralisée. — Hémiplégie flasque des membres du côté droit. — Ramollissement du pied, de la circonvolution frontale ascendante gauche. (Dreyfous, Société anatomique, 1878.)

B..., 52 ans, entre le 23 octobre 1877 à l'Hôtel-Dieu. A son arrivée, on constate : signe physiques d'emphysème pulmonaire, poussée aiguë de bronchite. Il dit avoir depuis trois ans une bronchite chronique.

Dans la nuit du 29 au 30 octobre il veut se lever, ne peut se soutenir sur son membre inférieur droit et tombe.

Le lendemain on trouve une paralysie complète du membre inférieur droit, incomplète du membre supérieur du même côté. Pas de paralysie de la face ni d'aphasie. Température le 31 octobre matin, 38°,6, soir 39°,2.

1er. novembre. La paralysie est complète au membre supérieur Pas d'anesthésie.

Température	1er novembre	matin 38°,4	soir 38°,8.
	2 —	39°,4	— 38°,8.
	3 —	38°	— 39°.

Etat stationnaire. Au sommet gauche du poumon matité absolue et râles muqueux.

Mort le 7 novembre.

Autopsie. Le poumon droit est littéralement farci de tubercules jaunes. A gauche, outre l'infiltration tuberculeuse, sclérose du poumon, cavernes. Cerveau : pas de granulations au niveau de la scissure de Sylvius. Les méninges n'adhèrent pas, sauf au niveau du pied de la circonvolution frontale ascendante gauche. En les soulevant sur ce point, on entraîne une sorte de membrane brun foncé qui ressemble à un caillot par sa couleur et sa consistance, sans que nous puissions distinguer s'il siège dans le sinus correspondant. Au-dessous des méninges, foyer de ramollissement rouge occupant la partie supérieure évasée de la circonvolution frontale ascendante, empiétant en avant sur la première frontale et en arrière sur la partie supérieure du bord antérieur de la circonvolution pariétale ascendante, qui offre aussi un piqueté brun rouge et une moindre consistance. De plus, il y a un ramollissement blanc du lobule paracentral tout entier. Une section perpendiculaire à la surface démontre que la lésion n'intéresse que l'écorce cérébrale. Les parties centrales et le centre ovale sont intacts.

Obs. XXII. — Tuberculose pulmonaire chronique. — Monoplégie brachiale avec hémiplégie faciale incomplète. Foyer de ramollissement rouge au milieu de la circonvolution frontale ascendante droite. (J.-B. Gauché, Société de biologie, 1879).

P..., âgé de 41 ans, est entré comme tuberculeux à l'hôpital Temporaire, salle Sainte-Thérèse, n° 22, service de M. le professeur Ball.

Le matin du 6 janvier 1879, il se réveilla atteint de paralysie du membre supérieur gauche. Tandis que le bras droit et les membres inférieurs se meuvent sous l'influence de la volonté, le bras gauche, soustrait à son empire, retombe inerte quand on le soulève. En outre, les mouvements réflexes y sont abolis. Mais quant au pincement de la peau destiné à les provoquer, le malade dit le sentir nettement. En résumé, monoplégie brachiale gauche, sans anesthésie, survenue subitement pendant le sommeil, tel est le phénomène nouveau.

Le soir, pneumonie du côté droit.

Le 7, on observe une hémiplégie incomplète de la face du côté gauche, mais les signes de cette dernière ne se montrent pas aussi nettement que la paralysie du membre supérieur du même côté.

Le 9, le malade succombe à la broncho-pneumonie.

Autopsie (résumée). Broncho-pneumonie tuberculeuse. Au niveau de la circonvolution frontale ascendante droite vers son tiers moyen, et dans la partie correspondante de la pariétale ascendante existe une zone de teinte rosée, d'aspect diffluent, qui indique un ramollissement de cette région. Les noyaux centraux sont absolument intacts.

Obs. XXIII (résumée). — (Thèse Olivier, 1878.)

Juliette C., âgée de 57 ans, entre à l'hôpital le 11 janvier 1869. A son arrivée on constate : amaigrissement considérable, toux fréquente avec expectoration mucoso-purulente, dyspnée. Rien au cœur. Matité aux deux sommets des poumons surtout prononcée à gauche. De ce côté râles sous crépitants et souffle bronchique, quelques craquements au sommet droit.

Le 25 janvier. Dans la nuit, perte subite de connaissance avec hémiplégie gauche. Le lendemain on constate une perte absolue du mouvement et de la sensibilité dans le membre supérieur gauche ; incomplète dans le membre inférieur. Hémiplégie faciale gauche. Intelligence obtuse.

Mort le 28 janvier.

A l'*autopsie* on trouve un ramollissement jaune de l'hémisphère cérébral droit, limité aux circonvolutions et n'intéressant ni le centre ovale ni les noyaux gris. Il siège surtout au niveau du lobe sphénoïdal et s'étend en arrière sur le lobe occipital et en avant sur le frontal.

Lésions tuberculeuses avancées dans les poumons. Cœur sain.

Obs. XXIV (résumée). — (Thèse Olivier, 1870.)

Homme de 34 ans, phthisique, ayant en des hémoptysies, ayant au sommet des poumons des signes évidents de tuberculose. Il est pris subitement d'une hémiplégie droite avec déviation de la bouche ; intelligence conservée. Plusieurs attaques épileptiformes dans le bras et la jambe droite. Mort au bout de six jours.

Autopsie. — Masses tuberculeuses au sommet des deux poumons.

Du côté gauche, immédiatement sous les circonvolutions, la pulpe cérébrale est friable, ramollie, piquetée de rouge, d'un aspect général jaune fauve. Rien dans les méninges. Le cœur n'a pu être examiné.

Obs. XXV. — Paralysie des muscles animés par le radial droit. — Paralysie complète du bras droit. — Hémiplégie faciale droite. — Méningite et ramollissement de la région pariétale gauche. (Troisier, Soc. anatomique, 1872. Résumée in thèse de Landouzy, 1876.)

Homme, 45 ans. Phthisie tuberculeuse et péritonite chronique.

Le 13 mai. Agitation continuelle, divagation.

Le 17. Paralysie complète des extenseurs de la main, des radiaux et du long supinateur du côté droit. Le malade peut soulever le membre supérieur. Contractilité électrique conservée. Léger œdème de l'avant-bras.

Le 17. Paralysie complète du bras droit ; sensibilité conservée. Hémiplégie faciale droite inférieure. Rien à signaler du côté des yeux. Le membre inférieur droit n'est pas paralysé. Mort dans le coma.

Autopsie. — Stase sanguine dans toutes les veines et veinules des circonvolutions. Les méninges de la face convexe des hémisphères cérébraux sont congestionnées et épaissies ; l'épaississement est plus prononcé au niveau des anfractuosités.

Sur la face convexe de l'hémisphère gauche, immédiatement en arrière de la troisième circonvolution frontale, il existe, dans une tendue de 7 à 8 centimètres carrés, une hypérémie des méninges lus accusée que dans les autres points, et l'on aperçoit à ce niveau des granulations grises en assez grande quantité, dont quelques-unes réunies forment un petit groupe mamelonné grisâtre.

Un peu au-dessous de ce point, en arrière de la circonvolution marginale postérieure, les méninges sont intimement adhérentes au fond d'une anfractuosité. Elles présentent dans leur épaisseur, qui atteint 1 à 2 millimètres, des nodules caséeux, de la grosseur d'un grain de millet, et des granulations de petite dimension.

La substance grise des deux circonvolutions qui forment l'anfractuosité au fond de laquelle les membranes sont adhérentes, est le siège d'un piqueté hémorrhagique abondant (Hémorrhagie dans les gaînes vasculaires).

La substance blanche, qui est un peu envahie par l'apoplexie capillaire, offre une teinte jaunâtre dans une épaisseur de quelques millimètres. On trouve deux autres petits foyers d'apoplexie capillaire dans le reste de l'hémisphère gauche, l'un un peu en arrière de celui qui vient d'être décrit, l'autre sur la face interne du lobe supérieur du cerveau.

La substance grise des circonvolutions adhère aux méninges ainsi enflammées et est un peu ramollie dans sa partie superficielle. Artérite et caillots de fibrine granuleuse dans les artérioles correspondantes.

Obs. XXVI (résumée). — Phthisie pulmonaire. — Hémiplégie faciale. — Apasie. — Mort. — Méningite tuberculeuse. — Ramollissement du lobe antérieur gauche. (Thèse Hahn, 1874.)

G..., 30 ans, entre à la Charité le 15 mai 1871. A contracté une bronchite il y a cinq mois. A son entrée amaigrissement, sueurs nocturnes, toux incessante, expectoration purulente. A l'examen de la poitrine on constate dans les deux poumons tous les signes d'une phthisie pulmonaire avancée: matité, craquements humides, souffles caverneux. Aucun trouble de sensibilité ni de motilité.

Le 18 mai. Sans qu'il y ait eu ni céphalalgie ni vertiges, on trouve les symptômes suivants : la joue droite est flasque et pendante, la commissure labiale de ce côté est abaissée, la gauche est tirée en haut, les plis du front moins marqués du côté droit. Pas de déviation de la langue. Dans tout le côté paralysé la sensibilité de la face est intacte. Pas trace de paralysie des membres. Aphasie. L'intelligence paraît lucide, mais il lui est presque impossible de prononcer les mots : il se trompe dans la dénomination des objets.

L'état du malade n'est plus noté jusqu'au 1er juillet, date de sa mort.

Autopsie. — Epaississement et adhérences nombreuses des méninges, surtout au niveau des lobes antérieurs du cerveau. Le lobe gauche présente un ramollissement. Granulations tuberculeuses disséminées. Ces granulations sont très nombreuses, très confluentes au niveau de la scissure sylvienne du côté gauche; en outre l'artère sylvienne gauche est englobée dans des brides méningées très épaisses qui la compriment d'une façon manifeste.

Poumons présentant des cavernes de dimensions variables. Pneumonie caséeuse et tubercules à diverses périodes de leur évolution.

Aucune altération des valvules artérielles et auriculo-ventriculaires.

Obs. XXVII. — Perroud, in Lyon médical, 1869.

Une fille soumise de 27 ans est admise le 20 décembre 1868, au n° 100 de la salle Saint-Charles. Elle a des cavernes au sommet des deux poumons, de la fièvre, elle est très faible et très amaigrie. Les accidents ont débuté il y a un an : une hémoptysie au début; pas d'hérédité.

Pendant son séjour à l'hôpital le marasme s'accentue de plus en plus, en même temps que les lésions pulmonaires font des progrès considérables; enfin dans la période ultime de consomption, survient progressivement une hémiplégie droite, qui peu à peu devient complète, sans aphasie. La paralysie débute par un léger engourdissement passager du bras et de la joue, lequel mit plusieurs jours à devenir permanent. La jambe présenta ensuite les mêmes phénomènes, et il fallut plusieurs semaines pour que l'hémiplégie fût complète.

La malade s'affaiblit de plus en plus et s'éteignit le 7 mars, trois mois et demi après son entrée, sans avoir présenté de souffle cardiaque.

A l'autopsie on trouva les deux poumons farcis de cavernules, variant entre la grosseur d'un pois et celle d'une amande, confluentes surtout dans les lobes supérieurs, principalement à droite. Le tissu est dans les intervalles dense et sclérosé, criant sous le scalpel, de sorte que les parties offrent assez bien à la coupe l'aspect d'une éponge grossière, imbibée de muco-pus. Les lobes inférieurs sont engoués et présentent des granulations; nombreux ganglions bronchiques jaunâtres et plus ou moins caséeux.

Le cœur n'est pas malade; les valvules et les orifices ne sont nullement altérés. Foie volumineux et graisseux, rate petite et présentant quelques infarctus, reins décolorés sans infarctus.

Dans le cerveau l'hémisphère gauche paraît un peu aplati à sa partie supérieure, et moins ferme qu'à l'état normal, comme s'il existait un ramollissement à son intérieur, et en effet, au niveau de la scissure de Rolando, sur la surface supérieure de l'hémisphère, l'arachnoïde épaissie et jaunâtre adhère intimement à la pie-mère, qui elle-même présente plusieurs granulations tuberculeuses jaunâtres, et adhère aux circonvolutions sous-jacentes. Celles-ci, plus rouges et moins fermes qu'à l'état normal, reposent sur un foyer de ramollissement rouge, de la grosseur d'une amande, siégeant à la partie supérieure du centre blanc de l'hémisphère gauche.

Le foyer ramolli paraît formé à la coupe par un pointillé vineux très serré, constituant comme un îlot un peu diffluent et rouge autour, et au-dessous duquel la substance blanche est un peu œdémateuse.

Dans les environs le piqueté rouge du cerveau est plus prononcé qu'à l'état normal.

Du reste le corps opto-strié, la protubérance et le cervelet sont tout à fait sains.

Les grosses veines de la pie-mère sont gorgées de sang noir en partie coagulé : pas d'exagération du liquide ventriculaire ni d'œdème arachnoïdien.

Obs. XXVIII. — Ramollissement cérébral de la région opto-striée avec de petits points hémorrhagiques. — Hémiplégie gauche chez un phthisique. (Baronoff, Société anatomique, décembre 1875. Rapportée dans la thèse Niquet, 1878.)

P... âgée de 25 ans, domestique, entrée à Lariboisière, salle Sainte-Claire le 27 septembre 1876, (service de M. le professeur Jaccoud). Cette femme est atteinte d'une pneumophymie datant de sept ans.

Rien de particulier sur son passé pathologique.

A son entrée à l'hôpital on constate à l'auscultation des signes cavitaires au sommet gauche ; le poumon droit paraît moins intéressé que le gauche. Elle a été soumise au traitement à l'huile de foie de morue, l'arsenic, elle a eu plusieurs vésicatoires.

La maladie a pris une marche aiguë et rapide avec fièvre et dyspnée intense. L'auscultation du cœur ne présente rien de remarquable à signaler. Rien du côté de l'intelligence; les viscères abdominaux paraissent sains; cet état s'aggrave de plus en plus sans temps d'arrêt.

11 décembre. A cette époque, c'est-à-dire quinze jours avant sa mort, elle eut une hémiplégie gauche, avec abolition complète des mouvements et de la sensibilité du même côté. La langue n'est pas paralysée, mais il y a de l'hésitation de la parole, tandis que l'hémiplégie est bornée aux membres du côté gauche. La température s'approchait de la normale. M. Jaccoud a pensé à une hémorrhagie dans la région opto-striée.

15 décembre. OEdème du même côté, limité à la jambe et quelques désordres de l'intelligence.

Le 22. Affaiblissement plus marqué, l'œdème gagne le côté opposé; la sensibilité est plus obtuse.

Le 23. La malade est plus abattue, dyspnée intense. Elle s'éteint le 27.

Autopsie. Poumons. On trouve de larges cavernes au sommet gauche remplies de liquide purulent; au poumon droit de petites cavernes, et adhérences pleurales à gauche.

Cœur absolument sain. Quelques caillots cruoriques dans le cœur droit.

Foie sain, un peu gras. — Rien dans les autres viscères.

Cerveau. L'aspect extérieur ne présente rien à signaler. Les méninges sont absolument saines; à la coupe on constate, dans la couche optique et dans le noyau intra-ventriculaire du corps strié du côté droit, deux foyers d'un aspect tuberculeux, du volume de petits œufs de pigeon, de consistance assez dure, qui ne se confondent pas avec le tissu cérébral, circonscrits par une zone parfaitement limitée, ovoïdes et d'une couleur grisâtre à surface granuleuse. Cet aspect a fait penser d'abord à un tubercule cérébral. M. Cadiat l'a examiné au microscope : le résultat était en faveur du diagnostic de ramollissement.

Obs. XXIX (résumée). — Mal de Pott. — Tuberculisation cérébrale et pulmonaire. — Encéphalite. — Mort. (Thèse de Hayem, 1868.)

Vincent V..., marinier, 45 ans, d'une bonne santé habituelle, entre à l'hôpital le 9 novembre 1867. Il tousse depuis quelque temps, n'a jamais eu d'hémoptysie; diminution des forces, alternative de diarrhée et de constipation. A l'auscultation on trouve un peu de rudesse de la respiration sans bruits anormaux. Mal de Pott à la région dorso-lombaire; douleurs dorsales violentes s'irradiant dans les membres inférieurs. Pas de paraplégie.

La toux et l'amaigrissement augmentent bientôt. Râles sibilants dans toute la poitrine. Hémoptysie assez abondante.

Pendant le mois de décembre, amaigrissement, affaiblissement des membres inférieurs. Nouvelle hémoptysie.

Du 8 au 15 janvier, douleurs de tête atroces partant de la région temporale et s'irradiant vers le crâne, ne revenant pas à intervalles francs.

Au bout de quelques jours on constate une hémiplégie incomplète du côté gauche, l'œil peut encore se fermer. La bouche est déviée du côté sain ; quand le malade respire on observe le phénomène connu sous le nom de « fumer la pipe ». La langue est un peu déviée. Rien de particulier dans les membres supérieurs et inférieurs.

Le lendemain, l'hémiplégie a gagné le bras gauche; les mouvements, moins faciles, étaient encore possibles; la sensibilité n'était pas encore abolie. Ce n'est que plus tard que la jambe a été atteinte au même degré que le bras.

C'est alors que l'on songe à une altération cérébrale de nature douteuse, mais autre que l'hémorrhagie cérébrale. Rien au cœur. Un fait important, c'est qu'il existait une sorte d'intermittence dans tous les symptômes : un jour la paralysie semblait disparaître, pour reparaître plus vive et plus intense le lendemain.

Mort dans le coma, le 2 février 1868.

Autopsie. Infiltration tuberculeuse des poumons. Rien au cœur.

Encéphale. Dans les anfractuosités de la base et de la convexité on trouve des capillaires injectés avec une sorte d'infiltration sanguine au niveau des circonvolutions frontales du côté droit; on note de plus de l'œdème de la pie-mère. A la base, l'arachnoïde est épaissie et la délimitation des deux lèvres de la scissure de Sylvius est impossible.

L'aspect des méninges est un peu trouble, mais, avec un soin assez grand, on ne peut constater des granulations tuberculeuses le long des vaisseaux ou dans le tissu cellulaire sous-arachnoïdien.

La consistance de la masse encéphalique est normale, excepté en un point, à la partie antérieure et externe du lobe frontal, où l'on remarque une certaine mollesse du tissu. La coloration n'est pas non plus normale ; il y a des noyaux et des plaques rouges s'enfonçant dans la substance blanche et grise avec vascularisation, imbibition sanguine, et, en quelques points, raptus hémorrhagiques : c'est une sorte de carnisation avec hémorrhagie du tissu. Ces points sont entourés de parties rosées, grisâtres, plus molles, avec de petites extravasations comme on en trouve dans la paroi des foyers d'hémorrhagie, et tout autour, dans une très grande étendue, la substance blanche est comme infiltrée d'une couleur d'un jaune soufre assez intense.

Au niveau de ces lésions, les méninges sont épaissies, vascularisées, adhérentes, surtout au niveau des points les plus durs; assez faciles à décoller sur les autres. Au-dessous les circonvolutions contiennent çà et là de petites granulations tuberculeuses.

Les corps striés et les couches optiques sont sains.

CONCLUSIONS

Il existe dans la phthisie pulmonaire chronique des paralysies plus ou moins étendues, reconnaissant pour ause des lésions cérébrales diverses.

Ces paralysies surviennent en général à une période avancée de la maladie.

Elles présentent trois formes de début : elles sont quelquefois précédées d'une attaque apoplectique ; d'autres fois elles surviennent brusquement, mais sans perte de connaissance ; assez souvent, elles se font lentement et progressivement.

Elles revêtent presque toujours les caractères des paralysies corticales.

Elles peuvent être accompagnées de convulsions, de contracture ou de quelques troubles de sensibilité passagère.

La paralysie peut être hémiplégique, monoplégique ou dissociée.

L'hémiplégie est souvent incomplète.

Lorsqu'un seul membre est atteint c'est presque toujours le supérieur. L'aphasie n'est pas rare.

Les lésions que l'on rencontre sont :

1° De la méningo-encéphalite tuberculeuse localisée ;

2° Des foyers de ramollissement superficiels ou profonds dus à des thromboses par altération des parois vasculaires ou à une embolie.

Lorsqu'elles sont superficielles, ces lésions occupent de préférence la zone motrice des circonvolutions.

Ces paralysies doivent être distinguées de la méningite tuberculeuse ultime.

Assez souvent elles simulent au début l'hémorrhagie cérébrale.

Elles ne doivent pas être confondues avec les troubles moteurs d'origine périphérique.

Leur pronostic est toujours grave : elles hâtent la mort des malades.

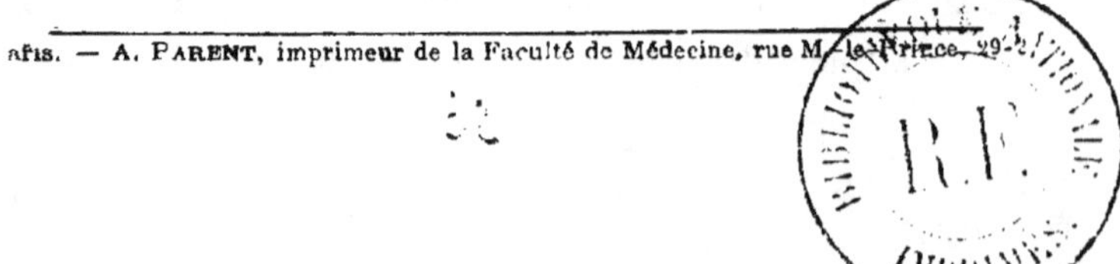

Paris. — A. PARENT, imprimeur de la Faculté de Médecine, rue M.-le-Prince, 29-31

BIBLIOTHÈQUE NATIONALE R.F. IMPRIMÉS

www.ingramcontent.com/pod-product-compliance
Lightning Source LLC
LaVergne TN
LVHW020034170826
845678LV00001B/242

* 9 7 8 2 3 2 9 7 3 1 0 0 1 *